Global Medical Frontiers:
West China Hospital (2021)

华西医学

研究前沿

(2021)

李正赤　主审

李为民　主编

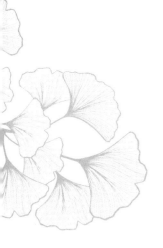

四川大学出版社
SICHUAN UNIVERSITY PRESS

图书在版编目（CIP）数据

华西医学研究前沿．2021 / 李为民主编．— 成都：
四川大学出版社，2024.4
ISBN 978-7-5690-6515-2

Ⅰ．①华… Ⅱ．①李… Ⅲ．①医学—文集 Ⅳ．
①R-53

中国国家版本馆CIP数据核字（2023）第235581号

书　　名：华西医学研究前沿（2021）
　　　　　Huaxi Yixue Yanjiu Qianyan（2021）
主　　编：李为民

选题策划：周　艳　张　澄
责任编辑：张　澄
责任校对：倪德君
装帧设计：墨创文化
责任印制：王　炜

出版发行：四川大学出版社有限责任公司
　　　　　地址：成都市一环路南一段24号（610065）
　　　　　电话：（028）85408311（发行部）、85400276（总编室）
　　　　　电子邮箱：scupress@vip.163.com
　　　　　网址：https://press.scu.edu.cn
印前制作：成都墨之创文化传播有限公司
印刷装订：四川盛图彩色印刷有限公司

成品尺寸：170 mm×240 mm
印　　张：15.75
字　　数：237千字

版　　次：2024年4月 第1版
印　　次：2024年4月 第1次印刷
定　　价：128.00元

扫码获取数字资源

四川大学出版社
微信公众号

序

医疗立院、教学兴院、科研强院，四川大学华西医院历来重视科学研究。围绕临床、基础和转化研究，在管理服务体系建设、平台建设、成果转化和考核评价体系建设方面，四川大学华西医院做了大量卓有成效的工作，包括：加强科研专业技术队伍建设，建立科学合理的人力资源配置及管理团队，扩大科研资源，打造科研文化氛围、项目全过程精细化管理、激励政策、自身投入、设立职能部门和免费科研门诊、智慧化服务、临床研究培训等；加大开放实验室投入、升级硬件条件，配套科学管理，打造基础研究型、临床研究型、转化研究平台，以及完善公共实验平台、动物实验中心、生物样本库等；完善成果转化考核评价体系，破除"四唯"的顽瘤痼疾。

截至 2021 年底，医院专职科研人员已达千人，其中国家级人才 110 余人；四川大学华西医院在中国医学科学院中国医院科技量值（STEM）综合排名中连续 10 年位列全国第一，在复旦大学中国医院排行榜上科研得分连续 14 年名列全国第一，Nature Index 排名全国医院第一、全球第 10 位；牵头获得包括国家自然科学奖二等奖、国家科技进步二等奖在内的各级政府科技奖 240 余项。

据不完全统计，截至 2021 年底，以四川大学华西医院为第一和 / 或通信作者（含共同作者）署名的 SCI 论文达 23000 余篇，在学科排名前 5% 期刊发表论文 2200 余篇，其中不乏在 *Nature*、*Science*、*Cell*、*NEJM*、*Lancet*、*JAMA* 等顶级期刊发表的论文。2019 年 5 月，由医院科技部牵头，华西期刊社具体负责建设的"大刊论文解读"栏目，在华西微家、期刊社华西医学时间微信公众号等平台同步推出。

　　"大刊论文解读"优选在学科排名前 5% SCI 期刊发表的，以四川大学华西医院为第一和／或通信作者（含共同作者）署名的论文，由作者团队对研究内容进行解读，分享研究全过程以及选刊投稿中的体会，并邀请国内外知名专家从研究选题、设计、实施、分析、转化应用等方面进行点评。总结大刊论文背后的成功经验和失败教训，无疑对年轻学者是最好的实践教材。

　　到 2021 年底，栏目共推出 159 篇解读文章。我们从 2021 年推出的 49 篇解读论文中，精选出 33 篇解读论文，积集成册出版《华西医学研究前沿（2021）》。内容涵盖基础、临床与转化，包括外科学、内科学、药学、生物学、工程技术材料学等学科领域，涉及新冠病毒临床研究、疫苗研发进展、麻醉转化、3D 打印技术、补充维生素 D 和死亡率的相关性、膳食糖摄入与健康、降胆固醇临床实践指南等。

　　我们希望通过介绍大刊论文在选题、设计、实施、分析、报告、投稿中的关键要素、经验和体会提升师生的研究能力，促进研究者与研究者、研究团队与研究团队、四川大学华西医院与其他机构的交流与合作，并促进这些优秀研究成果的传播与转化应用，在推动华西建设世界一流医院和中国最好医院的过程中，更好应对国家经济社会发展的新需求和人民群众对医疗健康服务的新需要。

李为民

2023 年 10 月

目录

腹主动脉瘤腔内覆膜支架修复术交叉腿技术和平行腿技术的中期临床疗效对比

——腹主动脉瘤支架构型的优化方案

四川大学华西医院血管外科赵纪春教授团队于 2021 年 2 月在 *European Journal of Vascular and Endovascular Surgery*（2020 年影响因子 7.069，在 JCR 学科类别"外科学"211 种期刊中排名第 9 位）发表文章 *Mid Term Outcomes of Crossed Limb vs. Standard Limb Configuration in Endovascular Abdominal Aortic Aneurysm Repair：A Propensity Score Analysis*。

腹主动脉瘤腔内覆膜支架修复术（Endovascular abdominal aortic aneurysm repair，EVAR）的交叉腿技术（Crossed limb，CL）在 2002 年首次应用于临床，但较少研究对比交叉腿技术与传统标准平行腿技术（Standard limb，SL）的临床疗效。同时交叉腿技术在瘤颈严重成角的腹主动脉瘤中应用较多，但迄今尚无相关研究探索其在此类腹主动脉瘤中的安全性和有效性。腹主动脉瘤腔内覆膜支架修复术交叉腿技术和平行腿技术的中期临床疗效对比研究是基于倾向性评分匹配的队列研究，对比了交叉腿技术与平行腿技术的中期临床疗效。

该研究纳入 2011 年 9 月至 2019 年 3 月于四川大学华西医院血管外科就诊，因腹主动脉瘤行 EVAR 的患者，排除未放置腿支支架、二次干预和影像信息不全的患者。纳入人群根据腿支构架分组，分为交叉腿组和平行腿组。该研究采用倾向性评分逆概率加权法（Inverse probability of treatment weighting，IPTW）对两组患者的基本信息、合并症和解剖参数等混杂因素进行了匹配。

该研究从 821 例患者中筛选出符合纳入标准的 729 例患者（图 1）。

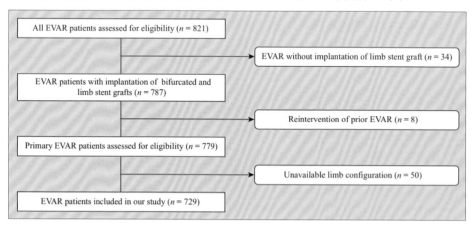

图 1　患者筛选流程

通过未校正分析和 IPTW 分析发现，采用交叉腿技术和平行腿技术的患者在髂支不良事件、IB 内漏（Type IB endoleak，TIBEL）和髂支闭塞方面的差异无统计学意义（图 2）。

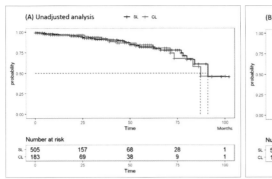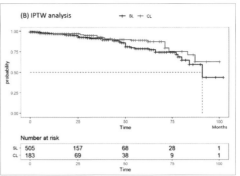

图 2　交叉腿技术与平行腿技术中期免髂支不良事件率 Kaplan-Meier 曲线图

A. 未校正分析；B.IPTW 分析

对大瘤体患者和髂动脉扭曲患者进行亚组分析，结果提示交叉腿技术相较于平行腿技术，可显著降低 IB 内漏风险（图 3）。

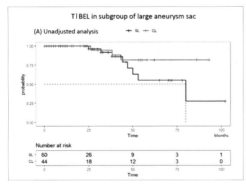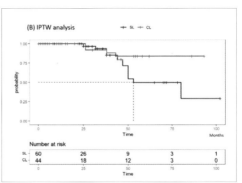

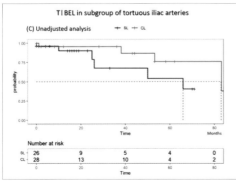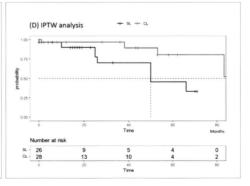

图 3　交叉腿技术与平行腿技术中期免 IB 内漏发生率 Kaplan-Meier 曲线图

A ~ B. 大瘤体患者亚组中交叉腿技术与平行腿技术对比；C ~ D. 髂动脉扭曲患者亚组中
交叉腿技术与平行腿技术对比

综上所述，该研究发现交叉腿技术在整体腹主动脉瘤患者中期临床结局中安全有效，与传统标准平行腿技术相比差异无统计学意义。在大瘤体患者和髂动脉扭曲患者中，交叉腿技术可能可以降低中期 IB 内漏风险，但在瘤颈严重成角患者中，交叉腿技术中期再干预风险可能升高。今后还需要大样本的前瞻性队列研究对该结论进行进一步验证。

专家点评

　　符伟国教授：1991 年，腹主动脉瘤腔内覆膜支架修复术（EVAR）问世，标准腿支构架为平行腿技术。2002 年，Venkatesh 等在成角瘤颈 EVAR 中首次报道了交叉腿技术的应用，随后有研究陆续报道其短期疗效，但样本量均较小。对比交叉腿技术和平行腿技术的研究，最大的难题在于交叉腿技术通常在不良解剖形态动脉瘤中应用较多，因此研究过程中很难控制解剖混杂因素的影响。既往研究均未对解剖混杂因素进行校正，可能导致研究结果产生偏倚。

　　针对上述问题，该研究采用倾向性评分匹配的队列研究，同时对基线和解剖混杂因素进行校正，且研究样本量较大，得出了对临床实践具有直接参考价值的结论，提出交叉腿技术作为一种非标准的方式，在临床中期同样具有良好的安全性和有效性。并且在大瘤体患者和髂动脉扭曲患者中具有良好的效果，可以显著降低 IB 内漏的风险，为实际手术中交叉腿技术的应用和选择提供了新的证据。

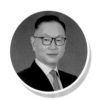

　　符伟国，复旦大学附属中山医院血管外科主任。主要研究方向：主动脉疾病全腔内介入和开放修复治疗相关临床及转化。

专家点评

郭伟教授： 腹主动脉瘤腔内覆膜支架修复术的交叉腿技术在 2002 年首次应用于临床，主要用于瘤颈严重成角的腹主动脉瘤腔内修复。但迄今探索交叉腿技术疗效的研究普遍样本量较小，且未调整腹主动脉瘤解剖参数等解剖混杂因素，结果可能存在较大偏倚。同时尚无相关研究探索交叉腿技术在其最常出现的瘤颈严重成角腹主动脉瘤中的安全性和有效性。本研究的亮点在于通过科学可靠的方法明确交叉腿技术在不同形态特征动脉瘤中的应用倾向。

在方法学上，该研究相比于既往相关研究，样本量大，校正了交叉腿技术和平行腿技术的动脉瘤形态学差异，结论可靠。同时通过不同类型腹主动脉瘤的亚组分析，揭示了基于动脉瘤形态学的临床决策体系，为血管外科医生在手术中腿支构架选择提供了细致的参考意见。后续可通过血流动力学研究对该问题进行更深入的机制研究。

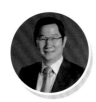

郭伟，解放军总医院血管外科 / 全军血管外科中心主任。主要研究方向：复杂主动脉疾病全腔内介入治疗新技术的研发、临床验证及转化。

作者心得

European Journal of Vascular and Endovascular Surgery 是血管外科领域的顶级期刊，审稿流程异常严格。该刊经常刊发针对当前指南或专家共识中尚未解决的关键问题提出解决方案的论文，其对研究的创新性、设计和统计分析均有较高要求。该刊初审时间约 1 个月，审稿专家常包括 3 位临床专家和 1 位统计学专家，编辑也会对论文提出修改建议。论文选题创新、准确回应审稿专家和编辑的意

作者心得

见，是论文被接收的关键。

　　腹主动脉瘤腔内覆膜支架修复术的两种腿支构架——平行腿技术和交叉腿技术虽均已在临床应用多年，但尚缺少设计合理的大样本研究证实其安全性和有效性。因此，我们团队利用四川大学华西医院血管外科单中心腹主动脉瘤腔内修复数据库展开了回顾性倾向性匹配的研究，利用倾向性评分逆概率加权法匹配校正混杂因素影响，获得了交叉腿技术与平行腿技术在不同解剖特征腹主动脉瘤的疗效对比结果。该研究解决了既往研究样本量小、研究设计差等问题。该研究从投稿到正式见刊历时 6 个月左右，网络发表到正式见刊 2 个月左右。

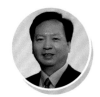

共同通信作者

　　赵纪春，教授，主任医师，博士研究生导师，四川大学华西医院血管中心主任、血管外科主任。主要研究方向：复杂主动脉疾病的腔内、开放和杂交手术治疗。

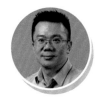

共同通信作者

　　袁丁，主任医师，硕士研究生导师，四川大学华西医院血管外科教授。主要研究方向：主动脉和外周动脉临床新技术及相关血流动力学。

参考文献

Wang J, Zhao J, Ma Y, et al. Editor's Choice—Mid Term Outcomes of Crossed Limb *vs*. Standard Limb Configuration in Endovascular Abdominal Aortic Aneurysm Repair：A Propensity Score Analysis ［J］.European Journal of Vascular and Endovascular Surgery，2021，61（4）：579-588.

新辅助放疗与单纯手术对不同危险度 Ⅱ/Ⅲ期中低位直肠癌效果的前瞻性多中心分层随机试验

——直肠癌的分层新辅助治疗

四川大学华西医院结直肠癌MDT王自强教授团队于2020年12月在 *Annals of Surgery*（2020年影响因子12.969，在JCR学科类别"外科学"211种期刊中排名第2位）发表文章 *Neoadjuvant Radiotherapy Versus Surgery Alone for Stage Ⅱ/Ⅲ Mid-low Rectal Cancer with or without High-risk Factors：A Prospective Multicenter Stratified Randomized Trial*。

　　结直肠癌是全球发病及死亡占比前三的恶性肿瘤之一，其中中低位直肠癌的治疗尤为复杂。既往多项随机对照试验证实，术前新辅助放（化）疗能够使Ⅱ/Ⅲ期中低位直肠癌根治手术后局部复发率由15%～20%降低至5%～10%，从而成为美国国立综合癌症网络（National Comprehensive Cancer Network，NCCN）等指南推荐的标准治疗方案。虽然放疗带来局部控制的获益，但并未延长患者总体生存率及无病生存率。另外，亦有少量证据显示，对于低危的Ⅱ/Ⅲ期中低位直肠癌，放疗不仅不带来获益，还会导致放疗相关并发症。由此欧洲肿瘤内科学会（European Society for Medical Oncology，ESMO）指南推荐进行分层治疗，即对低危的Ⅱ/Ⅲ期直肠癌可考虑免除放疗。虽然ESMO指南有推荐，但该推荐缺乏直接随机对照试验结果支撑。因此，为了验证对Ⅱ/Ⅲ期直肠癌应该分层治疗，并且低危的Ⅱ/Ⅲ期直肠癌可能无法从放疗中获益，王自强教授团队设计了多中心分层随机试验。

　　该研究纳入了四川大学华西医院、云南省肿瘤医院及成都市第三人民医院2010—2015年符合纳入标准的Ⅱ/Ⅲ期中低位直肠癌患者401例，根据患者MRI、直肠超声、CT等检查结果将患者分为高危组和低危组，并在两个危险度分层内分别进行随机分组，将患者分为放疗组和手术组。两组分别进行新辅助放疗＋手术、单纯手术两种模式治疗。研究以局部复发为主要终点，采用中心随机的方式。经过5年的病例纳入、3年的随访，结果显示，低危组和高危组患者生存情况差异显著（图1），3年局部复发率为2.2% vs. 11.0%（$P = 0.006$），3年远处转移率为12.5% vs. 29.4%（$P < 0.001$），3年总生存率为86.9% vs. 76.5%（$P = 0.002$），3年无病生存率为87.0% vs. 67.9%（$P < 0.001$），低危组预后（特别是局部复发方面）极为良好。而低危组内放疗组和手术组对比（图2），3年局部复发率无明显差异（1.2% vs. 3.0%，$P = 0.983$），放疗组和手术组的其他对比亦未见明显差异。虽然研究不能从统计学角度直接得出低危患者进行单纯手术不劣于新辅助放疗＋手术的结论，但从临床角度出发，低危患者3年局部复发率仅3%左右，放疗能够带来获益

的可能性极小。而对高危组患者（图3），虽然放疗组和手术组在结局方面没有统计学差异，但结合该组患者术后3年局部复发率较高，放疗仍有较大的作用空间。因此对Ⅱ/Ⅲ期中低位直肠癌应根据MRI、超声、CT等检查结果分层治疗，低危患者在手术质量得到控制的情况下可免除放疗。

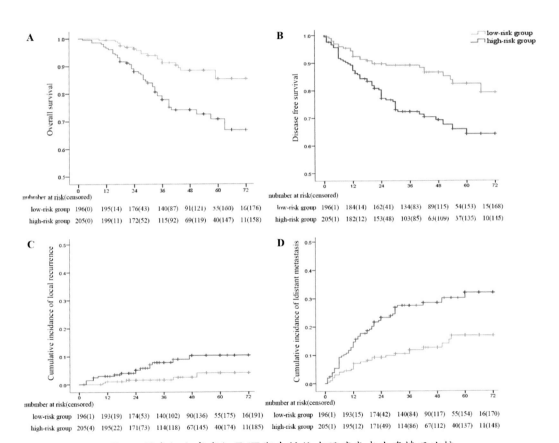

图1 低危组和高危组Ⅱ/Ⅲ期中低位直肠癌患者生存情况比较

A.两组总生存率比较；B.两组无病生存率比较；C.两组累积局部复发率比较；D.两组累积远处转移率比较

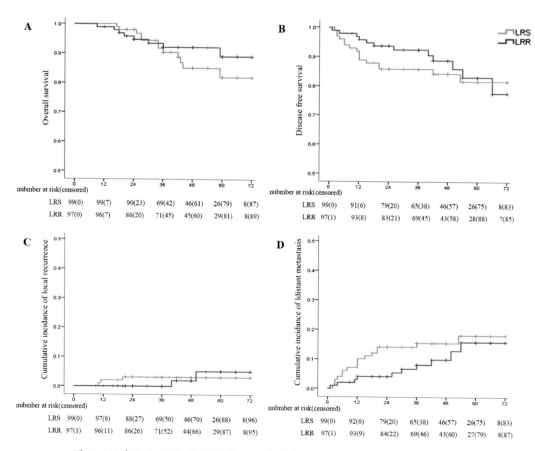

图 2 低危组Ⅱ/Ⅲ期中低位直肠癌患者中放疗组和手术组生存情况比较

A. 两组总生存率比较；B. 两组无病生存率比较；C. 两组累积局部复发率比较；D. 两组累积远处转移率比较

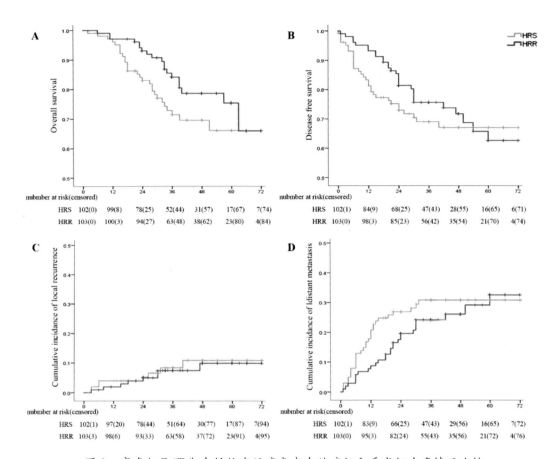

图 3　高危组Ⅱ/Ⅲ期中低位直肠癌患者中放疗组和手术组生存情况比较

A. 两组总生存率比较；B. 两组无病生存率比较；C. 两组累积局部复发率比较；D. 两组累
积远处转移率比较

**专家
点评**

王存教授：直肠癌的治疗模式是目前结直肠癌外科及综合治疗
探讨的热点问题，既往直肠癌治疗以单纯手术为主，且手术技术不
规范，术后局部复发率高，部分文献报道高达 50%，近年引进的放
疗、化疗、全系膜切除手术等极大地降低了直肠癌局部复发率。多

专家点评

项大型随机试验结果显示，放疗能够降低Ⅱ/Ⅲ期中低位直肠癌的局部复发率，因此目前得到各大指南推荐。随着对腹腔镜手术、全直肠系膜切除手术、膜解剖等认识的深入，以及部分新近研究结果的发表，目前业界推测在手术质量得到控制的情况下，放疗在低危Ⅱ/Ⅲ期中低位直肠癌患者中可能无法起到改善患者预后的作用。该研究直接针对直肠癌治疗领域关键问题，是近年来国内少有的针对专业关注热点的前瞻性随机试验，虽然纳入样本量相对较小，但研究设计科学、针对性强，结合我国国情和放疗开展的实际困难，对专业临床工作具有较高的学术参考价值。

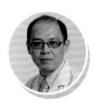

王存，教授，主任医师，四川大学华西医院结直肠肿瘤中心。主要研究方向：胃、肠、结直肠疾病的诊断、治疗，以及相关肿瘤发病机制、转移和微转移规律。

作者心得

本研究从立题到发表用了近10年时间。研究之初，在外科领域开展随机试验在全国大部分医院还仅存在于书本叙述，影像检查、病理检查都尚未形成系统性规范。在团队成员的通力合作下，四川大学华西医院结直肠癌MDT的各项工作均走在了全国前列，结直肠癌MDT团队亦成为全国首批5家试点单位之一。从严格的筛选入组、干预、随访，到2017年在美国临床肿瘤学会年会展示，再到反复投稿、修改，最终发表，研究的圆满完成得益于所有团队成员的

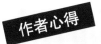

不懈努力。

关于杂志的选择，*Annals of Surgery* 是外科领域的顶级期刊，但审稿周期较长，通常需要 2～3 个月，从论文录用到见刊，时间也超过 1 年。

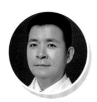

通信作者

王自强，教授，主任医师，博士研究生导师，四川大学华西医院结直肠肿瘤中心主任。主要研究方向：结直肠癌综合治疗、胃肠外科微创新技术、胃肠肿瘤发生转移机制。

第一作者

邓祥兵，副主任医师，硕士研究生导师，四川大学华西医院结直肠肿瘤中心。主要研究方向：结直肠癌的综合治疗和微创治疗。

参考文献

Deng X，Liu P，Jiang D，et al. Neoadjuvant Radiotherapy Versus Surgery Alone for Stage Ⅱ/Ⅲ Mid-low Rectal Cancer With or Without High-risk Factors：A Prospective Multicenter Stratified Randomized Trial［J］. Annals of Surgery，2020，272（6）：1060-1069.

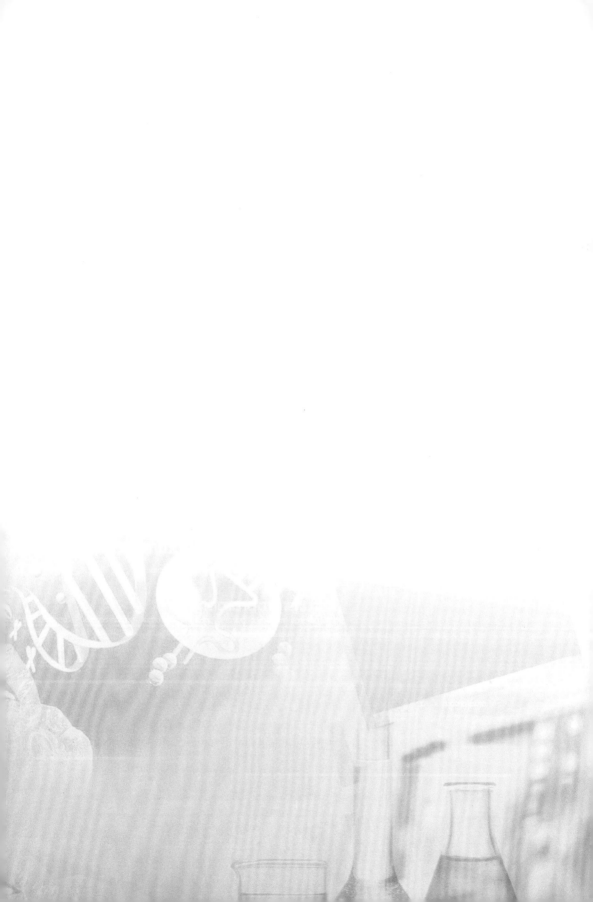

普萘洛尔与阿替洛尔
治疗难治性婴幼儿血管瘤
有效性与安全性的随机临床试验

——通过临床试验优化血管瘤的治疗方案

四川大学华西医院小儿外科吉毅教授团队于 2021 年 4 月在 *JAMA Otolaryngology-Head & Neck Surgery*（2020 年影响因子 6.223，在 JCR 学科类别"耳鼻喉科"44 种期刊中排名第 1 位）发表文章 *Efficacy and Safety of Propranolol vs Atenolol in Infants with Problematic Infantile Hemangiomas：A Randomized Clinical Trial*。

婴幼儿血管瘤（Infantile hemangioma，IH）是儿童最常见的血管肿瘤，其典型特征为出生后的快速增殖期和后期的缓慢消退期。IH 的临床表现多样，轻者可无症状，严重者可引起溃疡、毁容等，甚至危及生命。对于部分 IH，需要积极采取干预措施，以减少 IH 带来的危害。

普萘洛尔作为一种脂溶性、非选择性的 β 肾上腺素受体阻滞剂，已被美国食品药品监督管理局批准作为治疗 IH 的一线药物。但部分患儿在服用普萘洛尔后出现耐药或停药后复发等情况，加之服用普萘洛尔可导致如睡眠障碍、气道高反应性及低血糖等不良反应，普萘洛尔的应用引起了越来越多临床研究者的关注。

阿替洛尔是一种水溶性、选择性 β1 肾上腺素受体阻滞剂，国外有个案报道和临床回顾性研究证实阿替洛尔对 IH 治疗有效，但由于样本量及研究设计的局限性，阿替洛尔治疗 IH 缺乏更高级别的临床证据。团队既往使用阿替洛尔治疗难治性 IH 获得确切疗效，其制定的 "阿替洛尔治疗 IH 个体化方案" 被最新的美国国立卫生研究院儿童血管肿瘤治疗专家建议版［*Childhood Vascular Tumors Treatment*（*PDQ*®）*-Health Professional Version*］收录，成为 IH 推荐治疗的标准方案之一。在此基础上，团队联合 6 家医疗中心开展了一项大样本、随机、对照、开放标签的临床非劣效试验，比较了普萘洛尔和阿替洛尔对 IH 的有效性和安全性。

该研究从 6 家转诊医学中心筛选需要全身药物治疗的 IH 患者，对所有入组患者进行至少 6 个月的治疗和 2 年的随访。研究共纳入 377 例难治性 IH 患者，其中普萘洛尔组 190 例，阿替洛尔组 187 例。两组患者的基线资料差异无统计学意义。普萘洛尔组：初始剂量为 1mg/（kg·d），3 次/天，2 周后调整为 2mg/（kg·d）。阿替洛尔组：初始剂量为 0.5mg/（kg·d），1 次/天，2 周后调整为 1mg/（kg·d）。后续治疗随患者体质量变化而调整剂量。两组均在基线（第 0 周），治疗 1 周、4 周、12 周、24 周、36 周、48 周、60 周、72 周、84 周以及 96 周，按照研究计划进行随访，通过医院门诊、互联网问诊及电话随访，尽量减少失访患者数量。主要结局指标为患者治疗 24 周后临床有效率，次要结局指标包括患者治疗 24 周后血管瘤活动性评分、溃疡性 IH 痊愈时间、治疗 96 周后瘤体完全消退率和瘤体反弹率。同时收集所有不良事件，并根据不良事件通用术语标准 4.0 版进行记录。

研究结果显示：普萘洛尔组与阿替洛尔组在治疗 24 周后临床有效率（93.7% vs. 92.5%，95%CI：−4.1% ～ 6.6%）、治疗 24 周后血管瘤活动性评分（0.82±0.64 vs. 0.82±0.68，OR = 1.034，95%CI：0.886 ～ 1.206）、溃疡性 IH 痊愈时间 [（4.94±2.16）周 vs.（4.82±1.75）周，P = 0.84]、治疗 96 周后瘤体完全消退率（82.1% vs. 79.7%，95%CI：−5.9% ～ 10.7%）和瘤体反弹率（11.2% vs. 7.5%，95%CI：−2.7% ～ 10.2%）差异均无统计学意义，阿替洛尔组治疗 24 周后不良事件发生率明显低于普萘洛尔组（44.4% vs. 70.0%，95%CI：15.7% ～ 34.8%）。

因此，阿替洛尔与普萘洛尔治疗效果无明显差异，但阿替洛尔组不良事件发生率更低，可成为普萘洛尔治疗无效或者不能耐受的 IH 患者的替代药物（图 1 至图 4）。

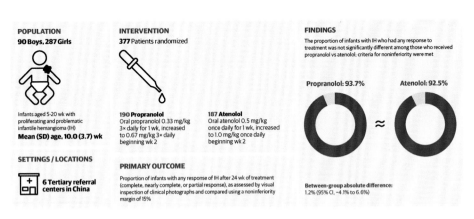

图 1　研究结论概要

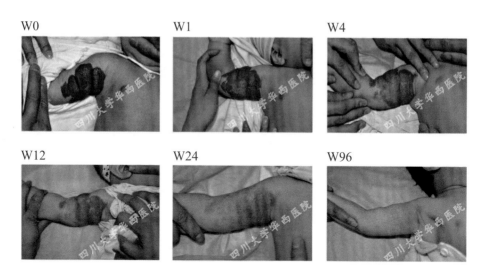

W0 W1 W4
W12 W24 W96

图 2　阿替洛尔治疗右上肢节段性 IH

注：治疗 24 周瘤体几乎完全消退，治疗 96 周瘤体完全消退。

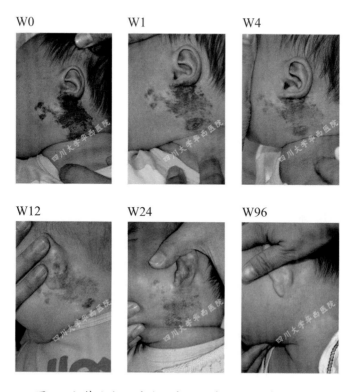

W0 W1 W4
W12 W24 W96

图 3　阿替洛尔治疗左面部、颈部混合型节段性 IH

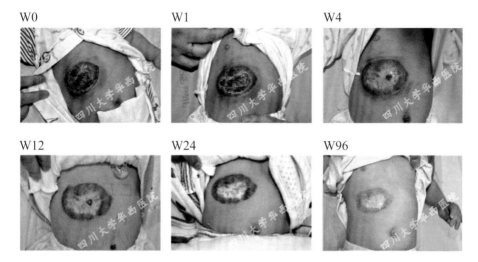

图 4　阿替洛尔治疗右下腹混合型 IH 伴严重溃疡继发感染

专家
点评

林晓曦教授： IH 是儿童最常见的血管肿瘤，自 2008 年以来，普萘洛尔作为一线治疗方案广泛应用于临床。但由于部分患者对普萘洛尔难以耐受及存在药物相关不良事件，部分患者不适用于普萘洛尔治疗。同时，相对于 1 天仅服用 1 次的阿替洛尔，普萘洛尔 1 天 3 次的服药频率降低了患者家属的依从性。吉毅教授团队一直致力于脉管疾病的治疗与研究，既往研究发现 β1 肾上腺素受体阻滞剂可有效治疗 IH。本研究联合多个中心，前瞻性地比较了阿替洛尔和普萘洛尔的有效性和安全性，发现阿替洛尔的有效性与普萘洛尔相似，且不良事件发生率更低，可成为普萘洛尔的替代药物。这一发现为临床实践中 IH 的治疗提供了新的证据。

林晓曦，主任医师，博士研究生导师，上海交通大学医学院附属第九人民医院整形外科副主任，兼激光美容科主任。主要研究方向：激光医学、血管瘤与脉管畸形及疑难体表肿瘤、面部整形美容与年轻化。

专家点评

　　马琳教授：普萘洛尔是临床上 IH 最主要的治疗药物，但部分患儿服用该药后会出现耐药或停药后复发等情况，且会导致睡眠障碍、气道高反应性、低血糖等不良反应。因此，探索一种与普萘洛尔疗效相似但不良反应更少的治疗方案，对 IH 的治疗意义重大。阿替洛尔是一种选择性 β1 肾上腺素受体阻滞剂，理论上其不良反应低于非选择性 β 肾上腺素受体阻滞剂。吉毅教授团队在既往研究的基础上，通过前瞻性、多中心随机临床试验，很好地解决了这一临床问题。研究纳入了节段性 IH、溃疡性 IH 等严重的亚型，更符合临床实际。其结果明确了在 IH 治疗方面，阿替洛尔可作为普萘洛尔的替代药物，提高了对阿替洛尔的科学认识，有利于 IH 的个体化临床治疗。

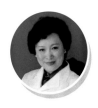
　　马琳，主任医师，博士研究生导师，国家儿童医学中心、首都医科大学附属北京儿童医院皮肤科主任。主要研究方向：儿童特应性皮炎、儿童皮肤血管瘤和血管畸形、感染性皮肤病、遗传性皮肤病及疑难病。

作者心得

　　JAMA Otolaryngology-Head & Neck Surgery 是美国头颈外科协会的官方杂志，也是美国医学会杂志官方子刊之一。我们前期通过文献检索，发现既往该杂志多次发表 IH 的相关研究，结合本研究特点

作者心得

及新颖性，首选该期刊进行投稿。

该期刊对论文格式的要求与大多数期刊一致，对于随机临床试验，需要提供原始数据和临床注册的详细资料。初审用时约3个月，3位初审专家所提审稿意见非常细致，除提出语言表述、研究设计细节及统计表达方式需要进一步完善外，对该研究总体而言非常认可。团队经过讨论，对论文进行了修改。二审时，审稿专家对论文中部分描述再次进行点对点的沟通和交流。三审时，编辑提出了小修意见，1.5个月后正式接收了该论文。

近5年来，*JAMA Otolaryngology-Head & Neck Surgery* 的学术影响力在40余本"耳鼻喉科"SCI期刊中排名第1位，其对论文的创新性、设计的科学性及数据统计分析的严谨性要求甚高。我们认为立足临床又富创新性、合理准确应用统计学方法、认真详细回复审稿意见是论文被接收的关键。此外，前瞻性随机临床试验的主要结局指标至关重要，在试验开始之前就要选择好，否则如存在设计缺陷，研究结果将难以在专业领域内顶级期刊上发表。

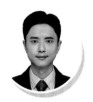

第一作者及通信作者

吉毅，教授，博士研究生导师，四川大学华西医院小儿外科。主要研究方向：儿童脉管畸形与肿瘤。

团队简介

2021年，在四川大学华西医院和科室的支持下，四川大学华西医院小儿外科儿童脉管疾病亚专业组成立。近年来，儿童脉管疾病亚专业组在儿童脉管疾病临床流行病学、病因学、分子生物学、诊断治疗手段等诸多方面取得了一定成果。目前多项治疗方案被美国儿科协会2015年与2019年诊断与治疗临床指南、美国国立卫生研究院2019年儿童血管肿瘤治疗专家建议版等收录。近2年来，团队参与并制定儿童脉管疾病诊断与治疗的中国专家共识4项（中华医学会二级分会）。团队研究成果获2021年度四川省医学（青年）科技奖一等奖。以第一/通信作者在 Circulation、Blood（封面文章）、Gastroenterology、JAMA Internal Medicine、JAMA Otolaryngology - Head & Neck Surgery、Journal of Hematology&Oncology、Annals of Surgery、The British Journal of Dermatology（3篇）、Journal Of The American Academy Of Dermatology（4篇）、Critical Care（2篇）、World Journal of Pediatrics、International Journal Of Cancer（2篇）、Journal of Translational Medicine（2篇）等期刊发表论文100余篇。

参考文献

Ji Y, Chen S, Yang K, et al. Efficacy and Safety of Propranolol vs Atenolol in Infants with Problematic Infantile Hemangiomas：A Randomized Clinical Trial ［J］. JAMA Otolaryngology–Head & Neck Surgery, 2021, 147（7）：599-607.

乙肝病毒表面抗原阳性活体供肾移植给乙肝病毒表面抗原阴性受者：来自中国的临床研究结果

——乙肝阴性受者能安全接受乙肝阳性供肾

四川大学华西医院泌尿外科 / 器官移植中心林涛教授 / 王显丁副教授团队于 2021 年 3 月在 *Clinical Infectious Diseases*（影响因子 9.079，在 JCR 学科类别"传染病学"92 种期刊中排名第 3 位）发表文章 *Kidney Transplantation from Hepatitis B Surface Antigen（HBsAg）-positive Living Donors to HBsAg-negative Recipients：Clinical Outcomes at a High-volume Center in China*。

供肾短缺是当前阻碍肾移植发展的最大障碍。乙型肝炎（乙肝）病毒（Hepatitis B Virus，HBV）表面抗原（Hepatitis B surface antigen，HBsAg）阳性人群在中国人群中占比高达 7.18%，这意味着中国大量潜在供者为 HBsAg+，合理使用 HBsAg+ 供者的肾脏在一定程度上可缓解供肾短缺的情况。在过去，HBsAg+ 供者［D（HBsAg+）］肾脏只能移植给 HBsAg+ 受者［R（HBsAg+）］，而 D（HBsAg+）/R（HBsAg-）肾移植一直被视为禁忌证，主要原因是 HBV 可能传播给受者。2020 年英国《活体肾移植指南》认为：活动性 HBV 感染的供者通常被视为活体捐献禁忌证。

本研究回顾性分析了四川大学华西医院泌尿外科 / 器官移植中心 83 例 D（HBsAg+）/R（HBsAg-）活体肾移植的临床数据，以 384 例乙肝核心抗体（Hepatitis B core antibody，HBcAb）阳性供者捐赠给 HBcAb 阴性受者［D（HBcAb+）/R（HBcAb-）］的活体肾移植作为对照，以移植后受者 HBsAg 由阴性转为阳性作为主要研究终点。在移植手术前 D（HBsAg+）/R（HBsAg-）组中 24 例（28.9%）供者为 HBV-DNA+，20 例受者为 HBcAb-。D（HBsAg+）/R（HBsAg-）组受者全部接受 HBV 预防性治疗，D（HBcAb+）/R（HBcAb-）组受者未接受任何预防性治疗。中位随访 36 个月后，2/83（2.41%）D（HBsAg+）/R（HBsAg-）组受者、1/384（0.26%）D（HBcAb+）/R（HBcAb-）组受者出现 HBsAg+（$P = 0.083$）。以上 3 例受者在移植前均为 HBsAg- 和 HBcAb-。D（HBsAg+）/R（HBsAg-）组受者全因死亡率高于 D（HBcAb+）/R（HBcAb-）组受者（6.02% vs. 1.04%，$P = 0.011$）。D（HBsAg+）/R（HBsAg-）组内单因素分析发现，移植前 HBsAg-/HBcAb- 的受者，术后有较高的 HBsAg 由阴转阳、HBV-DNA 由阴转阳和死亡风险。HBsAg-/HBcAb+ 受者接受 HBsAg+ 活体供肾具有良好的移植物和受者存活率，且无 HBV 传播。HBsAg-/HBcAb- 受者接受 HBsAg+ 活体供肾的益处应与 HBV 传染风险仔细权衡。

针对该论文，*Clinical Infectious Diseases* 编辑部邀请美国南加利福尼亚大学 Keck 医学中心 Norah Terrault 教授撰写了题为 *Transplanting Kidneys from Donors with Chronic Hepatitis B：Bringing Transmission Risk Closer to Zero* 的述

评。Norah Terrault 教授认为，该研究的创新点在于探究了供者 HBV 血清学状态和受者乙肝保护性抗体水平对 D（HBsAg+）/R（HBsAg−）肾移植临床结局的影响，为实现供者源性 HBV 零传播提供了理论基础，同时为 D（HBsAg+）/R（HBsAg−）肾移植的推广提供了可靠证据。此外，泰国国立玛希隆大学 Chancharoenthana 教授对该研究也产生了浓厚兴趣，在 *Clinical Infectious Diseases* 发表了其撰写的 Letter，林涛教授团队也对 Chancharoenthana 教授关心的问题进行了精彩回复。

陈刚教授：为避免肾移植术后发生供者来源的病毒感染，HBsAg+ 供者的肾脏通常作为 HBsAg− 受者的绝对禁忌证。HBsAg+ 供者的肾脏如能安全移植给 HBsAg− 受者，无疑将在一定程度上增加尿毒症患者获得肾移植的机会。该论文回顾性分析了 83 例 HBsAg+ 活体供肾移植给 HBsAg− 受者的安全性及临床效果，并进一步就供者是否 HBV−DNA+、受者是否对 HBV 具有免疫力等各种组合情况的临床结局进行了探讨，是迄今全球最大宗类似病例的单中心报道。结果发现无论供者是否为 HBV−DNA+，在受者 HBcAb+ 的情况下移植是非常安全的，未发生供者来源的乙肝感染；在受者 HBcAb− 的情况下存在一定的安全性问题，即使给予患者抗病毒预防措施，仍出现了少数病例移植后 HBV 感染的情况。该论文证明使用 HBsAg+ 供者的肾脏不是 HBsAg− 受者肾移植的绝对禁忌证，为 HBsAg+ 供者肾脏的安全应用及辅助预防方案的制订提供了重要参考。

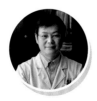

陈刚，主任医师，博士研究生导师，华中科技大学同济医学院附属同济医院器官移植研究所教授。

专家点评

李波教授： 由于乙肝疫苗的接种，中国 HBV 感染率近年来逐步下降，但仍有约 7% 人群 HBsAg 为阳性。虽然既往已有将 HBsAg+ 供者肾脏用于肾移植的成功尝试，但其移植对象仅限于 HBsAg+ 受者。对 HBsAg− 的受者，如果其乙肝保护性抗体 HBcAb 为阳性，近年有国外指南建议可适当放宽标准。但若受者乙肝保护性抗体 HBcAb−，基于对继发 HBV 感染及其后续可能对移植物及受者长期预后带来不良影响的担忧，目前多数移植中心仍持审慎态度，对其安全性及对移植物和受者的影响仍缺乏相关研究。

四川大学华西医院泌尿外科 / 器官移植中心肾移植专业长期保持国际领先地位，尤其在活体肾移植方向，无论在例数还是质量方面，已持续多年全国第一。来自四川大学华西医院泌尿外科 / 器官移植中心的林涛 / 王显丁团队，依托本院的肾移植数据库资源，对接受了 HBsAg+ 活体肾的 HBsAg− 受者及其移植物的长期结局进行分析，具有重大临床意义。该文不涉及基础研究，是典型的临床医生利用临床数据回答重要临床关切问题的临床研究，为我国安全有序地扩大肾移植供体来源提供了重要的理论依据和基础。相信随着时间的推移，其结果对于世界范围内肾移植领域的临床实践也必将产生深远的影响。

李波，主任医师，博士研究生导师，四川大学华西医院普外科主任，中华医学会器官移植学分会常委、肝移植学组副组长。

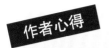

　　供体器官缺乏是当前移植界面临的最大问题，把既往认为不能使用的器官用于移植是解决该问题的重要方向之一。关于 HBsAg+ 患者能否捐献肾脏，各指南均缺乏证据。中国 HBV 感染人群庞大，理应在此方向起到引领作用。四川大学华西医院肾移植中心在活体肾移植方面做了大量的开创性研究，其中之一便是尝试将 HBsAg+ 活体肾移植给 HBsAg- 受者。跟既往的临床研究相比，本研究有以下 4 个主要特点：①样本量更大；②捐献前 HBV-DNA+ 的供者比例更高；③首次纳入了活体供肾者；④首次纳入了移植前 HBcAb- 的受者。当前，D（HBsAg+）/R（HBsAg-）肾移植仍有诸多问题待解决，例如：移植后 HBV 的预防措施及血清学定期监测的策略有哪些？供者源性 HBV 传播的危险因素有哪些？

　　为了解决这些问题，基于本研究结果，我们作为组长单位还发起了一项国内多中心、前瞻性临床研究，2020 年已经通过四川大学华西医院伦理委员会审批（2020 年审［683］号）并在 Clinical Trials.gov 上完成注册（NCT04562051）。

　　本研究从投稿到最终在线发表历时 6 个月，其间 4 位审稿专家的专业意见，主要集中在数据收集、数据分析、结果解释方面，意见总体向好。我们针对审稿专家的意见进行了逐条详尽的回复，对文字描述不充分、结果解释不清楚的地方和数据量化不足的地方加以说明和补充文献，最终在一审修回后 2 个月被接收。该研究工作得到了国家自然科学基金（81870513，81470980，81600584）、华西医院 1.3.5 学科项目（ZY2016104）等经费支持。

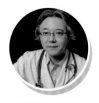

通信作者

　　林涛，教授，博士研究生导师，四川大学华西医院泌尿外科／器官移植中心副主任、肾移植中心主任、泌尿外科肾脏移植研究室主任。主要研究方向：固有免疫系统对移植后获得性免疫系统的调控。

第一作者

　　王显丁，副主任医师，硕士研究生导师，四川大学华西医院肾移植中心副主任。主要研究方向：肾移植。

团队简介

　　四川大学华西医院泌尿外科肾移植团队从 1979 年 1 月开展第 1 例肾移植至今，已开展肾移植手术 5000 余例，近年来每年施术近 500 例。从 2006 年开始系统进行活体肾移植的探索，2009 年 10 月在全国首家突破 1000 例，在 2017 年 3 月达到 2000 例，活体肾移植例数连续 10 年全国第 1。5 年移植肾存活率 95%、患者存活率 96.9%，远超美国 UNOS 数据，达到世界先进水平。近 3000 例活体供者没有严重并发症，全部健在，正常工作生活。团队长期坚持以学术水平带动和指导临床医疗，承担了国家自然科学基金，教育部、国家卫生健康委等多项纵向科研课题；在国内外专业期刊上发表论文过百篇。泌尿外科是四川省、成都市以及四川大学的重点学科，是国家卫生健康委临床重点专科。技术特色：①肾移植供受者微创手术（腹腔镜活体供肾切取、小切口肾移植、机器人辅助肾移植）；②加速康复外科在肾移植中的应用；③HBsAg+ 供者肾移植给 HBsAg- 受者；④ABO 血型不相容肾移植；⑤肾移植联合膀胱扩大术治疗神经源性膀胱导致的尿毒症；⑥肾移植受者术后多学科团队管理以提高长期生存质量；⑦其他特殊类型肾（新生儿双供肾移植、成人边缘供肾同侧双肾移植等）。林涛主任医师为肾移植学科带头人。

参考文献

Wang XD，Liu JP，Song TR，et al. Kidney Transplantation from Hepatitis B Surface Antigen（HBsAg）-positive Living Donors to HBsAg-negative Recipients：Clinical Outcomes at a High-volume Center in China ［J］. Clinical Infectious Diseases，2021，72（6）：1016-1023.

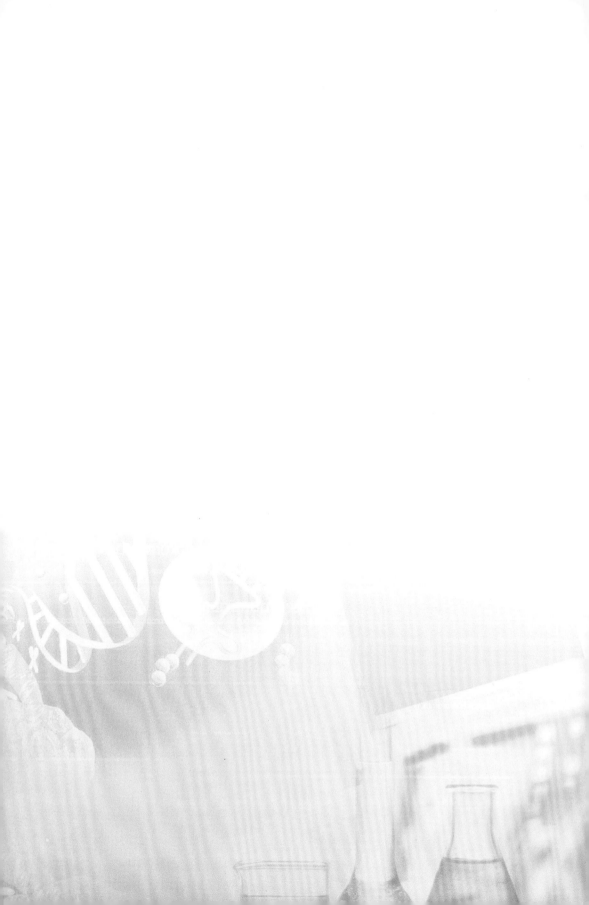

耳廓对耳屏皮肤软骨组织复合瓣移植修复全层鼻小柱缺损

——隆鼻术后鼻小柱坏死修复临床新策略

四川大学华西医院整形外科/烧伤科李正勇主任医师团队于2021年11月在 *Journal of the American Academy of Dermatology*（影响因子13.8，在JCR学科类别"皮肤病"69种期刊中排名第1位）发表文章 *Auricular Antitragus Chondrocutaneous Composite Graft: A Novel Technique for Reconstruction of Full-thickness Columella Defects*。

鼻小柱坏死（Columellar necrosis）常导致鼻小柱皮肤、下外侧软骨内侧脚、鼻前内侧黏膜的损伤，也有可能导致前鼻中隔软骨的损伤，损伤后则会导致鼻小柱瘢痕形成及缩短。耳廓皮肤软骨组织复合瓣移植是目前修复鼻小柱坏死效果较好的手段之一，但随着需修复部位的扩大，移植失败的风险和供区受损产生畸形的风险也在逐步增加。

在本案例中，我们采用了全新的供区部位——对耳屏皮肤软骨组织复合瓣。对于覆盖全层鼻小柱坏死缺损的部位来说，该瓣具有更加适宜的厚度和弯曲度，覆盖后常具有良好的作用和效果。因此，其可用于代替传统的供区部位，如耳轮、对耳轮、耳甲腔及耳垂等。操作时在原鼻小柱缺损处做"工"字形切口，为移植复合瓣的嵌入做好准备，根据缺损大小取一侧对耳屏皮肤软骨组织复合瓣，该瓣要略大于表面的皮肤，置于之前做好的切口中，调整至满意位置做好固定。对耳屏皮肤软骨组织的天然弯曲度可以更好地契合缺损处的鼻中隔软骨，产生更好的鼻小柱形态，也可提高患者术后满意度（图1）。

对耳屏皮肤软骨组织复合瓣不仅可为患区提供足够的支撑度，同时也为缺损的鼻小柱提供了填充组织量，皮肤颜色也和患区颜色更加接近，并且对供区的损伤更小，可达到鼻小柱全层缺损的一期修复。

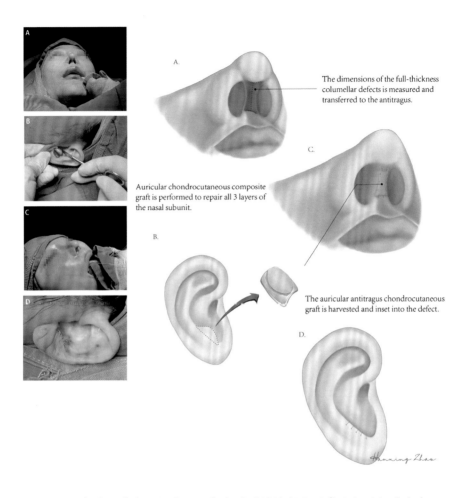

A. The dimensions of the full-thickness columellar defects is measured and transferred to the antitragus.

Auricular chondrocutaneous composite graft is performed to repair all 3 layers of the nasal subunit.

The auricular antitragus chondrocutaneous graft is harvested and inset into the defect.

图 1　耳廓对耳屏皮肤软骨组织复合瓣移植修复全层鼻小柱缺损手术步骤

A. 在缺损鼻小柱处做"工"字形切口，皮瓣向后翻折暴露鼻中隔；B. 根据缺损大小取一侧
对耳屏皮肤软骨组织复合瓣，该瓣略大于皮肤；C. 将该瓣嵌入"工"字形切口中并固定；
D. 缝合供瓣区

**专家
点评**

祁佐良教授：鼻小柱缺损的修复是整形外科的困难手术，发病
因素以先天性体表出生缺陷、感染、外伤、隆鼻手术造成的鼻小柱

专家
点评

坏死等较为常见。近年来由于肋软骨隆鼻的广泛推广，加之"网红鼻"等新流行趋势的兴起，隆鼻术后并发症呈逐年增长趋势，其中以鼻小柱皮肤缺血性坏死导致的鼻小柱缺损最为严重和棘手。在整形外科修复治疗时，选择面部局部皮瓣再造对局部组织损伤较大，会遗留明显的瘢痕，患者难以接受。四川大学华西医院李正勇教授团队凭借长期扎实的整形美容手术术后并发症修复经验，创新性地应用对耳屏皮肤软骨组织复合瓣移植修复全层鼻小柱缺损，以其独特的取材和移植手术方式，以及手术操作简单、微创、供区破坏小等优势，取得了良好的临床效果，避免了传统修复方式带来的巨大创伤，为这一难治性整形美容手术术后并发症的治疗提供了一个安全有效的手术方式，值得向全世界同行推广。

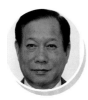

祁佐良，教授，博士研究生导师，北京协和医学院整形外科医院前院长。主要研究方向：脂肪移植、先天畸形及颅颌面创伤及继发畸形的治疗。

作者心得

Journal of the American Academy of Dermatology（JAAD）作为皮肤科领域排名第 1 位的期刊，见刊不易。本着对这种新型手术方式的自信，我们选择将该期刊作为首投，一次投稿就能命中也是令我们感到非常意外的。第一次投稿 3 周左右就收到了编辑的回复，3 位审稿专家对该手术方式很感兴趣，对论文内容也很满意，并没有提出明确的修改意见，只要求补全一些投稿相关的附件。该期刊对

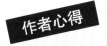

语言的要求较高，要求完全的英式或美式英语，并提供了相关的文体手册，建议在投稿前先进行英语的语言编辑或由英语母语者进行修改。在提供相关附件后大约 1 个月论文就被接收，并在线上发表。

我们投的是 Pearls 版块，它用于提供解决棘手问题的临床方案，帮助临床医生更高效地进行临床实践，具有创新性和可实践性的手术方式更容易被采纳。由于该版块的字数和图片数量的限制，需要在 250 字数以内完成对手术方式的描述，并附加 2 张图片，这要求对文本和图片进行精简。另外，期刊要求临床图片应该是高质量的，没有分散的背景，图片必须如实反映问题，任何特定特征都不能被增强、模糊、移动、移除或引入。本文中除了临床的实景照片，还插入了手绘图片，更清晰地展示了手术步骤。我们认为由于字数限制，论文并不在写作方式上取胜，能使其更加吸引审稿专家的应该是手术方式的创新及展现出的良好术后效果，很好地解决了整形外科临床上长久以来的难题，创新和实用应是本文得以被接收的主要原因。

本文报道了一种全新的皮肤软骨组织复合瓣移植修复全层鼻小柱缺损的术式，获得了 JAAD 相关审稿专家的一致认可，他们认为这种新的手术方式可以应用于临床以修复复杂性的鼻小柱缺损这一临床上亟待解决的重要问题，供区的选择也很巧妙，既在外形上更加接近鼻小柱的自然形态，又能在切除后基本不影响耳廓的形状。整形外科手术不仅要求精细的手术操作，更要求术者拥有较好的审美能力，术前设计与术中操作对于整形外科手术来说都十分重要，力求在求美的同时减少患者的创伤。创新的术式要在不断的临床探索中才能得以实施，以持续提高患者的满意度。

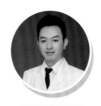

通信作者

李正勇，主任医师，博士研究生导师，四川大学华西医院整形外科 / 烧伤科副主任。主要研究方向：先天畸形遗传学、整形美容生物材料、组织工程器官、自体脂肪干细胞。

共同第一作者

Wilson Adrian Wijaya，博士研究生，四川大学华西医院整形外科 / 烧伤科。主要研究方向：脂肪移植与脂肪基质、组织工程与再生医学。

共同第一作者

刘瑜，医师，四川大学华西医院整形外科 / 烧伤科。主要研究方向：脂肪移植、先天性畸形修复及组织工程。

参考文献

Wijaya WA, Liu Y, Zhao H, et al. Auricular Antitragus Chondrocutaneous Composite Graft: A Novel Technique for Reconstruction of Full-thickness Columella Defects [J]. Journal of the American Academy of Dermatology, 2023, 89 (6): e257-e258.

COVID-19 暴发期间中国护士抑郁、焦虑状况及相关因素的横断面研究

——COVID-19 暴发期间护士的心理健康研究

四川大学华西医院护理部蒋艳和胸部肿瘤科李俊英团队于 2021 年 2 月在 *International Journal of Nursing Studies*（影响因子 3.783，在 JCR 学科类别"护理学"115 种期刊中排名第 1 位）发表文章 *Prevalence and Associated Factors of Depression and Anxiety among Nurses during the Outbreak of COVID-19 in China：A Cross-sectional Study*。

COVID-19 作为国际关注的突发公共卫生事件，对公众心理健康产生了较大影响，疫情防控期间坚守工作岗位的医务人员极易发生心理危机。为探索 COVID-19 暴发期间中国护士抑郁、焦虑的发生率，并分析护士在此期间心理健康状况的影响因素，作者第一时间查阅并参考严重急性呼吸综合征（SARS）、中东呼吸综合征（MERS）等重大传染性疾病流行期间开展的相关研究，在结合焦虑自评量表（SAS）、抑郁自评量表（SDS）的基础上，经过多次讨论，编制出用于此次调查的《新型冠状病毒肺炎对护士心理健康状况影响的调查问卷》，并通过"问卷星"于 2020 年 1 月 27 日至 2020 年 2 月 3 日对四川省和武汉市的护士开展了在线调查。

该调查共收回问卷 5300 份，在剔除无效问卷后获得有效问卷 3228 份，有效率为 60.91%。研究结果显示：在 COVID-19 暴发期间，护士抑郁和焦虑的发生率分别为 34.3% 和 18.1%，而参与 COVID-19 患者照护工作的护士，其抑郁和焦虑发生率更是高达 47.1% 和 28.4%。多元 Logistic 回归分析结果显示：护士抑郁的危险因素包括护理工作负荷（$OR = 1.319$）、感染源未知（$OR = 1.190$）、害怕自身被感染（$OR = 1.146$）、夫妻关系不佳（$OR = 1.358$）及家庭成员之间关系不佳（$OR = 1.455$）；护士焦虑的危险因素包括护理工作负荷（$OR = 1.432$）、感染源未知（$OR = 1.260$）、害怕自身被感染（$OR = 1.132$）、亲子关系不佳（$OR = 1.146$）及家庭成员之间关系不佳（$OR = 1.464$）；护士对自身及家庭成员健康状况的感知水平较低的危险因素包括感染源未知（$OR = 1.52$）、害怕自身被感染（$OR = 1.100$）、新冠肺炎缺乏有效治疗（$OR = 1.605$）、患者依从性差（$OR = 1.235$）、社会支持差（$OR = 1.28$）、亲子关系不佳（$OR = 1.422$）、家庭成员之间关系不佳（$OR = 4.985$）、年龄（$OR = 0.676$）及女性（$OR = 0.432$）。

该研究为公共卫生突发事件后续响应中的备灾和人力部署提供了科学证据，明确了 COVID-19 相关压力源和家庭关系对护士抑郁和焦虑的影响。心理工作者在突发公共卫生事件中针对护士开展的心理健康服务，应以突发公共卫生事件相关压力源和家庭支持为重点。可开发虚拟现实等多种形式的培训项目，提高护士的防护技能。针对一线护士的知识、技能和心理调整采取多种措施，降低其感知风险。此外，作者还建议社会也应当发挥不可或缺的作用，提升护士的职业价值感和自我价值感，帮助他们获得家庭成员的理解和支持，激励护士在突发公共卫生事件中主动参与一线工作。

**专家
点评**

　　姜愚教授： COVID-19 疫情防控期间，工作负荷大、疾病救治责任与压力大以及被感染风险高，使得医务人员极易发生心理危机。因此，积极了解 COVID-19 疫情防控期间医务人员的心理状况至关重要。该研究通过调查 5300 名四川省及武汉市护士的心理状况发现，在疫情防控初期，护士抑郁和焦虑的发生率分别为 34.3% 和 18.1%，其主要危险因素为疫情相关压力、家庭关系质量等。该研究是较早关注 COVID-19 疫情防控期间护士心理健康的大样本研究之一，结果表明疫情对护士的心理健康产生了重大影响，也为医院在后期开展针对医务人员的心理干预和精神健康促进工作提供了客观依据和干预方向。

　　该研究在设计上虽然未采用随机抽样调查方法，存在较大的抽样偏倚风险，但其调查过程尽可能确保了调查对象的代表性和调查质量。其具体调查实施过程包括：①在护理科研负责人的举荐下成立各医院的护理科研小组（组长为护理科研负责人，组员为各科室主管科研的护士长），负责调查问卷的发放与答疑；②对各医院的护理科研小组组长进行线上统一培训，培训内容包括调查研究的背景、目的、内容、方法以及意义等；③各医院护理科研小组组长培训护理科研小组组员，确保所有组员完全掌握此次调查的信息后方可发放问卷；④委托各医院护理科研小组组长先通过"微信客户端"发放问卷填写链接至各组员，再由组员（即各病区科研护士

**专家
点评**

长）将此链接发至科室内护士工作微信群内，邀请护士匿名填写调查问卷，填写过程中各病区科研护士长均能在微信工作群内解答填写疑问。

考虑到COVID-19疫情防控期间部分工作人员居家隔离而导致科室工作负荷极大，护士注意力更多放在自身防护、患者照护上，问卷有效率虽较低，但该回收率还是可以接受的。

姜愚，教授，博士研究生导师，四川大学华西医院头颈肿瘤科副主任。主要研究方向：肉瘤及黑色素瘤，心理社会肿瘤学。

作者心得

完成该调查研究相关数据统计分析后，在撰写调查研究论文的同时，我们查阅了多个关注医务人员心理健康问题的期刊，发现在 *International Journal of Nursing Studies* 上，当时并未发表任何与COVID-19疫情防控期间护士心理健康状况相关的论文，考虑到该期刊在护理研究领域的巨大影响力，我们决定一试。接下来，我们重点查阅该期刊既往发表的与重大传染性疾病流行期间相关的调查目标人群心理健康状况的研究论文，总结每篇论文的写作模式，再结合我们的研究，对论文整体框架进行优化。在广泛查阅文献的基础上，我们反复修改文章多达10稿，于2020年3月初形成定稿，并完成论文投递。2020年5月中旬，我们收到了来自该杂志共4位

作者心得

审稿专家的修改意见，包括一些因文化差异导致的概念解释以及自编问卷信效度的验证等问题。在经历了 2 周左右的反复修改后，我们上传了修改稿，并于 2020 年 8 月收到了第二次修改意见。但此次仅有一位审稿专家对我们的"微信客户端"产生了疑问，在我们解释了相关概念及应用之后，论文被正式接收，并于 2021 年 2 月正式见刊。通过投稿我们发现，创新性、时效性和适用性是该篇论文被成功接收的关键。

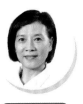

通信作者

李俊英，主任护师，硕士研究生导师，四川大学华西医院十一病区科护士长。主要研究方向：肿瘤护理、血管通路管理、慢病管理。

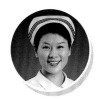

共同通信作者

蒋艳，主任护师，博士研究生导师，四川大学华西医院护理部主任、护理学院副院长、华西循证护理中心主任。主要研究方向：护理管理、慢病管理、安宁疗护、循证护理。

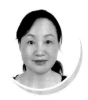

共同通信作者

余春华，主任护师，四川大学华西医院胸部肿瘤科护理专家。主要研究方向：肿瘤放化疗患者症状护理、癌痛管理及心理疏导、安宁疗护，肿瘤患者血管通路管理、并发症处理等。

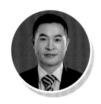

第一作者

郑儒君，副主任护师，四川大学华西医院生物治疗研究病房及高原医学科护士长。主要研究方向：心理痛苦管理、安宁疗护、高原疾病护理、癌痛管理、肿瘤症状管理。

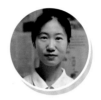

共同第一作者

周钰红，硕士研究生，四川大学华西医院胸部肿瘤科护师。主要研究方向：肿瘤护理。

共同第一作者

符琰，副主任护师，四川大学华西医院胸部肿瘤科护士长。主要研究方向：肿瘤护理。

参考文献

Zheng R，Zhou Y，Fu Y，et al.Prevalence and Associated Factors of Depression and Anxiety among Nurses during the Outbreak of COVID-19 in China：A Cross-sectional Study［J］. International Journal of Nursing Studies，2021，114：103809.

负载个体化新抗原的树突状细胞疫苗治疗肺癌晚期患者

——DC 疫苗精准治疗晚期肺癌的临床试验

四川大学华西医院生物治疗全国重点实验室杨莉教授团队于 2021 年 1 月 在 *Signal Transduction and Targeted Therapy*（2020 年影响因子 18.187，在 JCR 学科类别"生物化学 & 分子生物学"295 种期刊中排名第 5 位）发表文章 *Personalized Neoantigen Pulsed Dendritic Cell Vaccine for Advanced Lung Cancer*。

目前，中国的肺癌发病率、死亡率远超其他类型癌种，位居第一。多数患者就诊时已属晚期，对于标准治疗方案失败的晚期肺癌患者，其治疗手段非常有限。

肿瘤免疫治疗被认为是近年来肿瘤治疗领域较为成功的方法之一。不同于传统的化疗、放疗等方式，免疫治疗的本质是通过激活机体的免疫系统或解除机体的免疫抑制，达到治疗肿瘤的目的。肿瘤免疫治疗的核心步骤是 T 细胞对肿瘤抗原进行识别，因此如何让 T 细胞精准地识别肿瘤抗原至关重要。肿瘤细胞在发生发展过程中会累积大量的基因突变，一些突变发生在基因编码区内，使所编码的氨基酸序列也发生改变，有可能使原本没有免疫原性的细胞蛋白被机体免疫系统所识别，成为新抗原（Neoantigen）。因此，新抗原具有肿瘤特异性、不易形成免疫耐受的特点，但在自然状态下 T 细胞可识别的新抗原有限，无法启动有效的抗肿瘤免疫。设计靶向肿瘤新抗原的免疫治疗，能做到"有的放矢"，精准、高效地杀灭肿瘤细胞，同时不影响机体正常组织。

树突状细胞（Dendritic cells, DCs）作为"专职"的抗原呈递细胞，在肿瘤免疫中的主要功能是摄取、加工肿瘤抗原并将其呈递给 T 细胞，启动细胞免疫，激活 T 细胞反应并促进其增殖，从而产生强大的抗肿瘤免疫反应，但因为各种原因，肿瘤患者的免疫系统可能受到抑制，从而导致 DCs 无法有效摄取、加工或呈递抗原。研究表明，将患者 DCs 在体外进行培养、刺激，可增强 DCs 的功能。另外，将肿瘤抗原直接负载到 DCs 上，能够有效提高其抗原呈递效率，产生更强的抗肿瘤免疫反应，是个体化肿瘤疫苗研究的重要方向。

基于上述理论，研究人员开展了一项 I 期临床研究（图 1），纳入 12 例标准治疗方案失败的肺癌晚期患者，通过高通量测序及生物信息学技术，从患者的肿瘤组织和血液标本中筛选出肿瘤细胞突变产生的新抗原，并根据预测的新抗原信息，合成新抗原肽。然后，将新抗原肽负载到体外培养的 DCs 上，制备成负载新抗原的 DCs 疫苗（以下简称 Neo-DCVac），通过在腋窝、腹股沟淋巴结引流丰富区域皮下注射，以提高 DCs 对肿瘤新抗原的呈递效率，启动 T 细胞对新抗原的识别，进而达到抗肿瘤的目的。

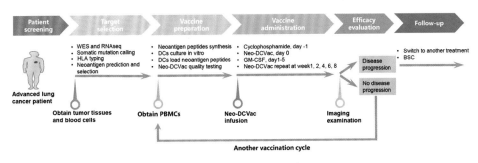

图 1　临床研究方案示意图

本研究首要关注了治疗方式的安全性。研究结果表明，Neo-DCVac 在晚期肺癌治疗中安全性良好。注射 Neo-DCVac 后出现注射部位 1 级反应（即注射部位轻度疼痛）12 例，其中中性粒细胞减少 1 例、出现 2 级皮疹 1 例，除此之外无其他不良反应，停止疫苗免疫后上述不良反应逐渐消失。

在有效性方面，注射 Neo-DCVac 也显示出了一定的抗肿瘤效果。截至 2020 年 7 月数据分析时，有 4 例患者仍在接受治疗，患者疾病控制超过 6 个月。12 例患者中位无疾病进展生存期（Progression free survival，PFS）5.5 个月，中位总生存期（Overall survival，OS）7.9 个月。免疫治疗一个疗程后，获得部分缓解（Partial response，PR）3 例（25%）；疗效评价为病情稳定（Stable disease，SD）6 例（50%），靶病灶缩小 6 例（50%）；实现疾病控制 9 例（75%），疾病进展（Progressive disease，PD）3 例（25%）（图 2）。

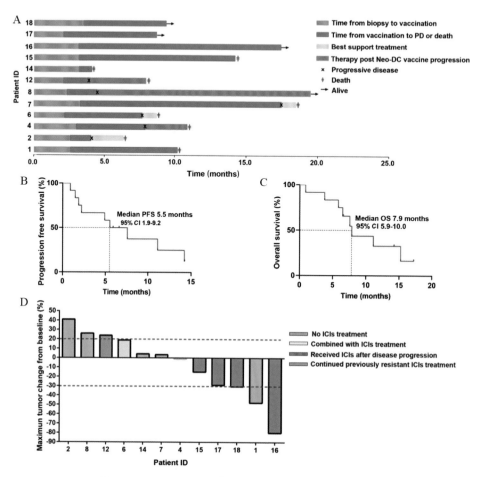

图 2　Neo-DCVac 治疗肺癌晚期患者临床疗效分析

A. 接受 Neo-DCVac 治疗肺癌晚期患者的临床事件时间表；B. 接受 Neo-DCVac 治疗肺癌晚期患者的 PFS；C. 接受 Neo-DCVac 治疗肺癌晚期患者的 OS；D.12 例接受 Neo-DCVac 治疗肺癌晚期患者的最佳疗效评价

　　上述临床研究结果表明，研究人员所设计的负载新抗原的 DCs 疫苗 Neo-DCVac 为部分肺癌晚期患者延长了生存期，这一精准、个体化的肿瘤治疗方式有望为肺癌晚期患者提供新的治疗选择。

专家点评

　　邓洪新教授：肺癌是全球癌症相关死亡的主要原因之一，约75%的患者就诊时已是晚期，治疗手段有限，5年生存率仅5%～8%。因此，对于这部分晚期转移性的肺癌患者，亟需研发新的治疗手段。近年来，肿瘤免疫治疗方向如肿瘤免疫检查点抑制剂疗法、CAR-T细胞治疗、肿瘤疫苗等取得了重要突破。目前，基于新抗原的个体化DCs疫苗在黑色素瘤和其他实体瘤中显示出明显的临床疗效，但尚无针对肺癌新抗原进行免疫治疗的前瞻性临床研究发表。肺癌具有较高的肿瘤突变负荷和较高水平的肿瘤新抗原，因此，以新抗原为基础的DCs疫苗治疗可能是肺癌晚期患者合理的治疗选择之一。

　　杨莉教授团队以探索负载个体化新抗原的DCs疫苗在肺癌晚期患者中的安全性和有效性开展转化临床研究，在肺癌晚期患者中进行了基于个体化新抗原DCs疫苗的尝试，发现基于肺癌晚期患者肿瘤标本制备Neo-DCVac的方案是可行的，并且疫苗免疫过程中具有良好的安全性和有效性。除此之外，Neo-DCVac免疫后能够诱导新抗原特异性 T 细胞免疫应答，Neo-DCVac和免疫检查点抑制剂疗法具有协同治疗效果。总体来说，该研究丰富和拓展了现有基于新抗原的DCs疫苗的应用范围，为肺癌晚期患者提供了新的治疗机会，具有广泛的临床转化前景。

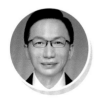

　　　　邓洪新，教授，博士研究生导师，四川大学华西医院生物治疗全国重点实验室。主要研究方向：肿瘤微环境、肿瘤免疫基因治疗、干细胞基础研究与临床转化等。

作者心得

　　本团队基于生物治疗全国重点实验室综合大平台，开发了个体化的新抗原筛选平台、负载新抗原的 DCs 疫苗制备平台，这些将为以后开展更多的个性化肿瘤治疗性疫苗相关研究，以及未来在四川大学华西医院将个性化肿瘤治疗性疫苗应用于临床打下坚实的基础，也能为更多肿瘤患者提供新的治疗机会。

　　本研究成果发表于 *Signal Transduction and Targeted Therapy*。其间经过近 2 个月的审稿，审稿专家对论文的创新性、试验的完整性以及数据的分析方式方法等提出了多项中肯的建议。针对审稿专家的意见我们认真对论文进行了全面的修改，最终论文得到了审稿专家和编辑的认可并被接收。这些宝贵的意见以及这次的投稿经历对我们后续继续开展相关临床试验以及明确在试验过程中应该关注的内容提供了宝贵的借鉴。

通信作者

　　杨莉，教授，博士研究生导师，四川大学华西医院生物治疗全国重点实验室。主要研究方向：重大疾病生物技术药物研发，包括基因治疗药物、肿瘤免疫治疗药物、抗体类药物及疫苗等。

共同通信作者

　　许恒，研究员，博士研究生导师，四川大学华西医院生物治疗全国重点实验室。主要研究方向：精准医学领域的医学遗传学和药物基因组学。

共同通信作者

许青，主任医师，博士研究生导师，同济大学附属第十人民医院肿瘤科。主要研究方向：肿瘤免疫治疗、靶向治疗。

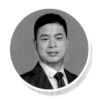

第一作者

丁振宇，教授，博士研究生导师，四川大学华西医院肿瘤中心副主任。主要研究方向：个体化细胞免疫治疗、免疫检查点抑制剂等。现从事个体化细胞疫苗及T细胞过继输注的临床转化研究工作。

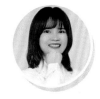

共同第一作者

李青，主治医师，四川大学华西医院肿瘤中心博士后。主要研究方向：肿瘤生物治疗。

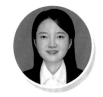

共同第一作者

张瑞，助理研究员，四川大学华西医院生物治疗全国重点实验室。主要研究方向：肿瘤免疫治疗、疫苗佐剂等。

参考文献

Ding Z，Li Q，Zhang R，et al. Personalized Neoantigen Pulsed Dendritic Cell Vaccine for Advanced Lung Cancer［J］. Signal Transduction and Targeted Therapy，2021，6（1）：26.

系统性儿童 EB 病毒阳性 T 细胞和 NK 细胞淋巴增生性疾病分类分级演变的比较研究：新分类，老问题

——优化 sEBV-T/NK-LPD 分类分级系统的临床研究

四川大学华西医院病理科刘卫平教授、赵莎副教授团队于 2020 年 8 月在 *American Journal of Surgical Pathology*（2019 年影响因子4.958，在 JCR 学科类别"病理学"类别78种期刊中排名第 10 位）发表文章 *Comparison of Systemic EBV-positive T-cell and NK-cell Lymphoproliferative Diseases of Childhood Based on Classification Evolution：New Classification，Old Problems*。

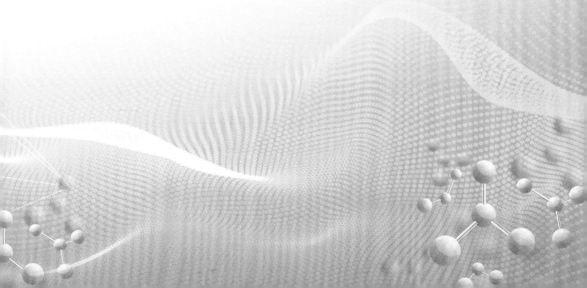

系统性儿童 EB 病毒（EBV）阳性 T 细胞和 NK 细胞淋巴增生性疾病（sEBV+T/NK-LPDs-C）主要包括儿童系统性 EBV 阳性 T 细胞淋巴瘤（STLC）和系统性慢性活动性 EBV 感染 T/NK 细胞型（CAEBV-T/NK-S），其形态学表现为无明显异型性的淋巴细胞增生，依据增生的细胞构象可分为多形性和单形性两种类型。疾病主要分布于亚洲和拉丁美洲，我国西南地区也是疾病高发地区之一。患者主要为儿童、青少年及年轻成人，普遍预后不良。刘卫平教授团队在临床实践中发现并报道了具有经典型霍奇金淋巴瘤样形态的 CAEBV-T/NK-S 病例和间变样形态的 STLC 病例，提示该疾病有多种形态学类型。

此外，分类分级的演变反映了对 sEBV+T/NK-LPDs-C 认识的进步。目前被广泛认可的分类分级系统包括 Ohshima 分级［将疾病分为 A1 型（多形性，多克隆）、A2 型（多形性，单克隆）、A3 型（单形性，单克隆）和 B 型（单形性，单克隆，且具有暴发性临床过程）］和 2017 WHO 分类（将疾病分为 CAEBV-T/NK-S 和 STLC）。其大致的对应关系为：Ohshima 分级中的 B 型在 2017 WHO 分类中为 STLC，而 A1 至 A3 型则与 CAEBV-T/NK-S 大致相当。然而，2017 WHO 分类中提出的 STLC 诊断标准仅要求细胞单克隆性增生和暴发性临床过程，对病理形态（单形或多形）则不再要求。刘卫平教授团队在临床观察中发现 sEBV+T/NK-LPDs-C 患者预后差异很大，一些患者可迁延数年，而另一些患者则出现疾病迅速进展而死亡，因此准确评估患者风险是临床诊疗的关键。目前，2017 WHO 分类在对 EBV+T/NK-LPDs-C 进行准确分类和危险分层方面是否优于 Ohshima 分级尚不清楚。

该研究回顾性分析了于 2009—2012 年在四川大学华西医院病理科诊断的 36 例 sEBV+T/NK-LPDs-C 患者，并获得完备的临床病理资料和随访结果，总结其临床病理特征。对 sEBV+T/NK-LPDs-C 进行全面系统的临床病理分析，有助于对疾病建立更全面的认识，提高诊断水平。此外，该研究从区分度、预测准确性、一致性指数和解释度方面对 Ohshima 分级与 2017 WHO 分类进行比较和分析，以期为进一步优化分类分级系统提供理论依据。

分析结果表明，sEBV+T/NK-LPDs-C 累及淋巴造血组织时，其增生细胞小到中等大小、无明显异型性，形态学相对温和；而累及结外器官时则表现为组织结构紊乱甚至破坏，增生细胞中等到大，细胞可出现较明显的异型性。免疫表型上，研究病例以 CD8+αβ T 细胞来源为主。对两个分类分级系统的比较研究则显示，2017 WHO 分类在区分度、预测准确性、一致性指数和解释度方面都相对优于 Ohshima 分级。

Ohshima 分级是一次从病理参数来解释 sEBV+T/NK-LPDs-C 的伟大尝试。参数的客观性提高了分类分级系统的实用度，因此得到了广泛使用。作者发现 A1 型和 A2 型的病例也可出现暴发性临床过程，这是 Ohshima 分级导致区分度和预测准确性较差的主要原因。作为一种兼具感染性和肿瘤性的复杂疾病，仅着眼于病理特征可能不足以解释 sEBV+T/NK-LPDs-C 的全貌。

2017 WHO 分类则强调灵活掌握病理特征，对于 STLC 的诊断，削弱了病理特征的重要性。这使得具有暴发性临床过程的多形性单克隆病例也可诊断为 STLC，从而使分类更加合理。因此，在评估的各项指标中相对于 Ohshima 分级显示出相对优势。

尽管如此，2017 WHO 分类与 Ohshima 分级均具有类似的局限性：①低估某些多克隆病例的风险；②在诊断时对单克隆病例不能准确分类。

综上，sEBV+T/NK-LPDs-C 可累及多种器官组织，在不同器官组织中形态有所差异。累及淋巴造血组织时，其形态学温和，可能误诊为反应性增生；而累及结外器官则可呈现异型增生，类似于结外鼻型 NK/T 细胞淋巴瘤。因此诊断该疾病不能仅关注其病理特征，需综合临床病理等多方面进行考虑，方可得到准确的诊断。2017 WHO 分类虽然相较于 Ohshima 分级显示出相对优势，但仍然有局限性。将某些客观的临床指标纳入疾病分类分级系统以取代相对模糊的"暴发性临床过程"，构建一个综合的风险评估系统，可提高其预测准确性和实用性。

该研究结果发表后，受到了业内同行的关注。芝加哥医科大学病理学系肖书渊教授高度评价了该研究，并提出是否可对 EBV 编码小 RNA（EBV-encoded small RNA，EBER）阳性细胞数量设立诊断阈值，从而区分 sEBV+T/NK-LPDs-C 与炎性病变。作者对此进行了书面回复：取材的代表性和疾病的活跃程度可影响 sEBV+T/NK-LPDs-C 活检样本中 EBER 阳性细胞的数量，因此不能仅通过 EBER 阳性细胞数量区分炎性病变和 sEBV+T/NK-LPDs-C，并再次强调了临床病理多因素综合诊断的重要性。

专家点评

　　朱焕玲主任医师：目前 sEBV+T/NK-LPDs-C 在诊断和治疗方面都面临巨大挑战，对于患者的精准诊断和危险度评估是决策治疗和提高患者生存率的关键。本研究系统地总结了该疾病谱系累及不同器官的临床病理特征，强调临床病理多因素综合诊断的重要性，有助于进一步加强临床和病理医生对 sEBV+T/NK-LPDs-C 的认识。

　　在 sEBV+T/NK-LPDs-C 分类分级方面，本研究应用合理的统计方法对 Ohshima 分级和 2017 WHO 分类的区分度、预测准确性、一致性指数和解释度四个方面进行比较评估，并分析了两个分类分级系统各自的优势和不足。本研究对现行分类分级系统的剖析客观而全面，为优化和建立更准确和实用的分类分级系统提供了理论指导，且本研究对分类分级系统的评估方法亦可为其他研究提供借鉴。

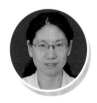

　　朱焕玲，主任医师，硕士研究生导师，四川大学华西医院血液科。主要研究方向：白血病耐药。从事血液病临床工作 30 余年。

作者心得

American Journal of Surgical Pathology 以其专注于报道疾病病理诊断及分型相关研究在病理学界久负盛名。期刊的兴趣点与我们的研究内容（sEBV+T/NK-LPDs-C 的诊断与分类分级优化）相契合，因此是投稿的首选刊物。

论文能够顺利被接收，我们认为有以下几个原因：① sEBV+T/NK-LPDs-C 的诊断与分类分级一直以来是病理工作中的难点。本研究总结了现有分类分级系统存在的问题，为分类分级系统的优化提供了理论依据。研究内容符合期刊的定位。②本研究以传统的临床病理研究方式为基础，借助多种统计学手段对现有的分类分级系统进行分析，是对传统临床病理研究方式的创新。③本团队长期致力于 sEBV+T/NK-LPDs-C 的研究，相关研究成果连续在 *American Journal of Surgical Pathology*、*Haematologica*、*British Journal of Haematology* 等专业知名期刊发表，因此更容易获得审稿专家的青睐。

该期刊对稿件的格式、字数和图片有细致的要求，投稿前需认真阅读指南，以避免初审退回修改。期刊摘要字数要求 ≤ 250 字，而正文字数和参考文献数量没有限制。投稿指南中未明确规定图表数量，但编辑要求图片数量 ≤ 8 幅，且该期刊对病理形态学图片要求较高，如是否具备典型的形态学特点，用于采图的病理切片，其染色、制片方法是否规范和美观。期刊审稿周期相对较短，同行评审时间约 1 个月，由两位审稿专家独立审稿，修改意见主要集中在病理形态的描述及诊断意义。在修改和回复中不应将审稿专家的意见看成是对研究结果的诘问和责难，而是帮助我们完善文稿，让更多读者清楚理解我们研究的"他山之石"。论文接收约 1 个月后校对清样，论文清样返回后约 10 天在线发表。论文正式见刊约为在线发表 3 个月后。该刊为月刊，出版周期较快。

通信作者

刘卫平，教授，博士研究生导师，四川大学华西医院病理科学科主任。主要研究方向：淋巴造血组织疾病的病理诊断及其发病分子机制。

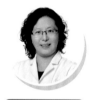

主要研究者

赵莎，副教授，硕士研究生导师，四川大学华西医院病理科淋巴造血系统疾病亚专业组组长。主要研究方向：淋巴造血系统疾病病理诊断以及实体肿瘤流式细胞术诊断，以及相关分子病理学、肿瘤微环境等。

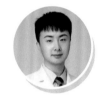

第一作者

陈子航，副教授，硕士研究生导师，四川大学华西医院病理科。主要研究方向：EB 病毒相关淋巴组织增生性疾病的精准诊断与分类优化。

团队简介

四川大学华西医院病理科淋巴造血系统疾病亚专业组成立于 20 世纪 80 年代，是我国最早建立且在国内外较有影响力和声誉的亚专业组。团队现有教授／主任医师 4 人，副教授 2 人，主治医师 2 人，在读博／硕士研究生 10 人。主要研究领域：EBV 相关 T/NK 细胞 LPD／淋巴瘤、弥漫大 B 细胞淋巴瘤、淋巴瘤微环境及淋巴瘤的分子诊断与分型；获准各类科研课题 22 项，含国家自然科学基金 13 项，部、省级基金 9 项；发表文章 300 余篇，其中以第一／通信作者发表 SCI 论文 60 余篇。团队与国际知名淋巴瘤研究中心（包括英国剑桥大学、美国 Nebraska 医学中心、德国维尔茨堡大学、美国 MD Anderson 肿瘤中心）建立了长期而稳定的合作关系，联合培养博士研究生、互访与合作科研等。

参考文献

Chen Z，Wang M，Guan P，et al. Comparison of Systemic EBV−positive T−cell and NK−cell Lymphoproliferative Diseases of Childhood Based on Classification Evolution：New Classification，Old Problems［J］. American Journal of Surgical Pathology，2020，44（8）：1061−1072.

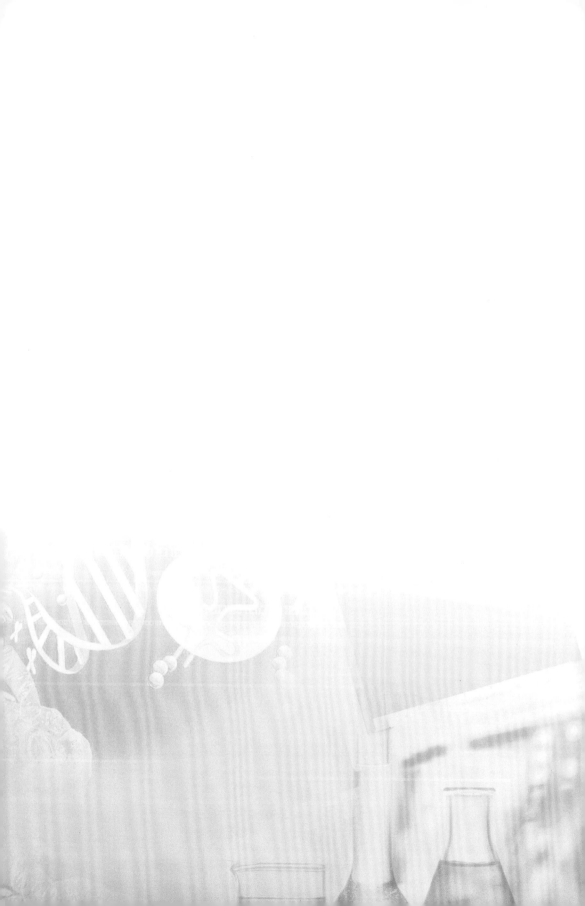

基于历史次优深度人工神经网络的放射治疗剂量预测模型

——人工智能技术助力放射治疗环节优化

四川大学华西医院放射物理技术中心柏森教授团队于 2021 年 1 月在 *Medical Image Analysis*（2020 年影响因子 8.545，在 JCR 学科类别"放射学、影像医学与核医学"133 种期刊中排名第 6 位，在 JCR 学科类别"计算机科学，跨学科应用"111 种期刊中排名第 6 位）发表文章 *Incorporating Historical Sub-optimal Deep Neural Networks for Dose Prediction in Radiotherapy*。

放射治疗剂量分布评估是放射治疗质量控制的重要环节，剂量分布的设计依赖于放射治疗剂量师的个人经验，需要反复试错后得到，严重影响放射治疗计划制订的效率以及质量。本研究纳入了 2017—2020 年在四川大学华西医院放疗科治疗的 200 余例甲状腺眼突放射治疗患者定位 CT 图像、放射治疗计划和剂量，通过深度卷积神经网络学习患者定位 CT 图像与剂量分布之间的映射关系，构建了放射治疗剂量预测模型（图 1）。

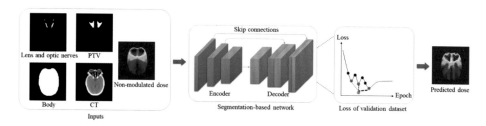

图 1　放射治疗剂量预测模型示意图（以甲状腺眼突患者为例）

在通常的模型训练过程中，研究者会划分一个单独的验证集用于查看模型的训练进度，模型在验证集上的代价函数在震荡中不断下降。一般而言，研究者会将在验证集上效果最好、代价函数误差最小的模型部署到生产环境中，而忽略中间的训练过程。本研究提出了一种历史次优模型集成方法（Historical sub-optimal ensemble，HSE），该方法对训练过程中的历史模型进行集成，提高最终预测结果的鲁棒性。尽管历史模型没有在验证集上得到最好的效果，然而各模型间预测错误的样本往往不同，采用特定的策略高效利用模型间的多样性可能有助于提高模型的预测准确率，这正是本研究提出 HSE 的动机。

实现 HSE 需要解决两个问题，即选择哪些（Which）历史模型进行集成，以及如何（How）进行集成。对于选择哪些模型进行集成的问题，一种最普通的做法是利用模型训练过程中每个训练轮次后得到的模型，即模型数等于训练轮次的数目。然而模型训练过程常包含上百个轮次，这显然将引入过多的模型，显著增加预测阶段的计算量。受启发于多目标优化问题中的 Archive 机制，该文章提出的 HSE 中仅使用了模型训练过程中的历史次优模型，如图中的蓝色圆圈所示。历史次优模型是模型训练过程中曾在验证集上取得最好效果的模型，但随着训练的继续，被之后的模型所超越。对于如何对历史次优模型进行集成，在各种集成方法中，应用广泛的方法之一是均值集成，尽管均值集成计算十分简单、效果非常明显，但均值集成策略意味着所有模型对于最终的预测结果具有相同的贡献，这对于独立训练的所有模型是合理的，但不适用于 HSE 中使用的多个历史次优模型，原因在于数量众多的次优模型将决定最终的预测结果，从而弱化效果更好的历史最优模型的贡献。基于上述考虑，该文章提出了一种基于动量的多模型集成策略，如下式所示：

$$y_m = \alpha y_{m-1} + (1 - \alpha) F(x; \mathcal{W}_m),$$

式中，$\alpha \in [0, 1)$ 是新引入的超参数，其负责平衡当前第 m 个模型的预测结果 $F(x; \mathcal{W}_m)$ 与历史集成结果 y_{m-1}。α 越大，则历史集成结果所占的权重越大，反之亦然。动量集成策略动态地平衡历史次优模型对于预测结果的影响，随着集成模型数量的增多，y_m 可以更加平滑地进行更新，使预测结果同时兼顾最优模型与次优模型。

模型输出部分使用 HSE，从而得到最终输出的剂量预测结果。对于第 t 个训练轮次，模型首先依据随机梯度下降算法进行训练，模型在验证集上的代价函数值记为 $loss_t$，当 $loss_t$ 小于历史最优的 $loss$ 时，即将模型 $\mathcal{W}_t$ 加入模型队列中。当训练完成后，即根据上式中的动量集成策略，从头至尾地利用模型队列进行预测并集成。值得注意的是，除了使用代价函数作为性能指标，也可以利用分类任务中的准确率或分割任务中的 Dice 值来获得历史次优模型。

该模型可有效进行肿瘤放射治疗剂量预测，预测准确率达 95.9%。该模型目前可支持前列腺癌、直肠癌、宫颈癌、鼻咽癌、甲状腺眼突等多种典型放射治疗病种，为放射治疗剂量师进行剂量分布设计提供了有效的前瞻性信息，为肿瘤学医生进行放射治疗剂量分布评估提供了有效的参考意见，并为基层放疗单位进行计划设计指导建立了硬件基础。

专家点评

张蕾教授： 智能放射治疗属于智能医学下的一门分支，得益于放射治疗的医学、物理学、信息学高度交叉融合的背景，人工智能在放射治疗中的研究与应用有着天然的优势。该文章研究了智能放疗中的剂量预测问题，构建了基于深度神经网络方法的剂量预测模型。深度神经网络的应用经验表明，多模型集成可有效提高模型的预测性能，然而现实应用中训练多组模型将显著增加训练算力与时间。针对这一局限，该文章提出利用单次训练中的次优模型，并以动量的方式进行集成。实验结果表明，次优模型所蕴含的多样性可辅助提高剂量预测的效果，实现肿瘤患者放射治疗剂量分布的精准预测。该文章的研究问题源于临床，构建的模型回归服务于临床，该模型可为放射治疗剂量师提供有效的前瞻性信息，提高放射治疗剂量分布设计的效率与质量，具有良好的临床应用前景与价值。

张蕾，教授，四川大学计算机学院，智能交叉技术研究中心常务副主任。主要研究方向：深度神经网络和智能医学。

李光俊主任技师： 放射治疗是一个医学、物理学、电子学和信息学充分交叉融合的领域，人工智能技术在放射治疗中的研究与应用有着天然的优势。基于人工智能的剂量预测模型能够为放射治疗剂量师进行剂量分布设计提供有效的前瞻性信息，从而减少反复试错过程中的人力资源浪费，并提高放射治疗计划系统使用效率，该模型也可为肿瘤学医生进行放射治疗剂量分布评估提供参考意见。

专家
点评

李光俊，主任技师，四川大学华西医院放射物理技术中心副主任。主要研究方向：放射治疗技术和放射治疗质量控制。

作者心得

  Medical Image Analysis 是医学图像与人工智能交叉领域的重要期刊，本研究主题与该刊十分契合，是我们的首选期刊。投稿平台由 Elsevier 建设，无特殊要求。

  初审时间 2～3 个月，初审时主编将重点考虑论文选题以及方法的创新性，创新性不足的论文可能被直接退稿。该论文共送审 3 名外审专家，审稿专家意见主要集中在论文的方法是否可迁移至除剂量预测外的其他任务。针对该意见，我们补充了所提出方法在图像分类任务的性能表现，进一步验证了所提出方法的普适性。在回复审稿专家意见过程中最大的感受是对所提出方法的表述要力求清晰准确，智能医学是新兴的交叉方向，潜在读者包含了来自医学和人工智能方向的研究人员，因此论文在表述时要争取做到深入浅出，站在不同方向的读者角度考虑表述是否明确、易懂。

  论文被录用后，约半年时间出版。被录用的主要原因可能是选题方向与所提出的方法较新，论文的研究任务是基于深度神经网络的放射治疗剂量预测，其属于典型的交叉方向，契合当前人工智能的发展趋势。此外，论文所提出的方法不仅适用于放射治疗剂量预

作者心得

测，也可迁移至图像分割、分类任务中，具有较强的普适性。该任务有望大幅提高放射治疗剂量师与肿瘤学医生的工作效率，显著提高治疗计划的设计效率与质量。

共同通信作者

柏森，主任技师，博士研究生导师，四川大学华西医院放射物理技术中心主任。主要研究方向：放射治疗物理学和放射治疗技术。

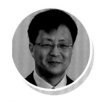

共同通信作者

章毅，教授，博士研究生导师，四川大学计算机学院智能交叉技术研究中心主任。主要研究方向：深度神经网络和智能医学。

第一作者

胡俊杰，四川大学计算机学院专职博士后。主要研究方向：深度神经网络和智能医学。

参考文献

Hu J, Song Y, Wang Q, et al. Incorporating Historical Sub-optimal Deep Neural Networks for Dose Prediction in Radiotherapy［J］. Medical Image Analysis, 2021, 67: 101886.

基于 UK Biobank 的抑郁症疾病轨迹分析

——抑郁症的疾病轨迹网络

四川大学华西生物医学大数据中心宋欢研究员团队于 2021 年 5 月在 *Molecular Psychiatry*（2020 年影响因子 15.992，在 JCR 学科类别"神经科学"273 种期刊中排名第 6 位）发表文章 *Disease Trajectories and Mortality among Individuals Diagnosed with Depression：A Community-based Cohort Study in UK Biobank*。

抑郁症是一种主要以持续心境低落为临床特征的心理疾病。2017 年 WHO 报道，全球有超过 4 亿人患抑郁症。既往研究报道，患者在诊断抑郁症以后，其他系统疾病（心脑血管疾病、糖尿病等）的发病风险也显著升高，使得抑郁症患者整体健康结局较差。然而，既往研究多为针对单一疾病对的研究，不能全面评估抑郁症患者的健康情况。此外，尽管多种疾病风险会升高，但这些疾病发生的先后顺序以及哪些疾病是引起后续健康状况下降的关键疾病都未可知。

疾病轨迹分析是一种对疾病关联方向性与关联程度进行判定的分析方法，疾病轨迹网络图可以展示在某一个疾病（或健康状态）后的疾病发生先后顺序。既往研究中，这一方法已运用到一般人群或乳腺癌患者群体中，在精神疾病领域尚未得到应用。因此，本研究利用 UK Biobank 数据库绘制抑郁症的疾病轨迹网络图。

本研究是基于 UK Biobank 的匹配队列研究。UK Biobank 是由英国政府建立的世界上最大的队列样本库，总计招募超过 50 万名志愿者，并通过与多个英国国家卫生数据库的链接对志愿者健康状况进行长期的跟踪随访。本研究采用回顾性匹配队列研究的设计，纳入 1997—2019 年有抑郁症诊断记录的住院患者 24130 例作为暴露组，并为每一例抑郁症患者匹配最多 5 名性别、年龄以及贫穷指数相同的没有抑郁症诊断记录的个体，组成非暴露组（共计 120366 例）（图 1）。随访时间从志愿者进入匹配队列 6 个月后开始，随访至 2019 年 12 月 31 日、死亡或者退出研究。随访的主要结局为 470 种疾病以及 16 种死因的发生情况。

在统计分析方面，疾病轨迹分析主要包含 3 个分析步骤。首先，在上述建成的队列中使用 Cox 回归进行全表型关联研究（Phenome-wide association studies，PheWAS）。为了确保统计效力，作者将分析限制在发病率＞1%（至少有 250 例抑郁症患者）的疾病中。进行 PheWAS 后，分析只纳入通过多重校正（Bonferroni 校正）且危险比（HR）＞1 的疾病。之后，将上述疾病两两组合成疾病对，筛选至少有 0.5% 发生率的疾病对，针对每一个疾病对进行

二项检验，确定该疾病对的方向性。最后，针对上述每一个疾病对建立巢式
队列，计算两个疾病间的优势比（*OR*），筛选 *OR* > 1 的疾病对。上述分析
步骤在 Python 中完成，画图在 Cytoscape 中完成。

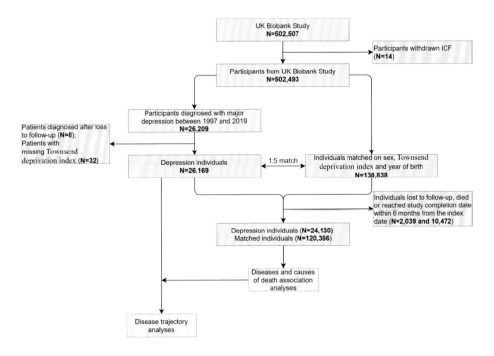

图 1　研究人群筛选流程以及主要分析步骤

本研究人群基线中位年龄为 62.0 岁，其中女性占比为 63.63%。在中位时
间为 4.9 年的随访中，我们发现抑郁症与 129 种疾病存在显著关联（图2）。
其中，相对发病风险最高的精神疾病包括双相障碍［*HR* = 15.77，95%*CI*
（13.18，18.87）］、自残［*HR* = 11.57，95%*CI*（9.93，13.49）］和精神
分裂症［*HR* = 9.34，93*CI*（7.75，11.24）］；而相对发病风险最高的躯体
疾病包括脑血管病后遗症［*HR* = 4.45，95%*CI*（3.79，5.22）］、压力性溃
疡［*HR* = 3.94，95%*CI*（3.45，4.49）］和下肢溃疡［*HR* = 3.73，95%*CI*（3.18，
4.38）］。此外，作者还发现了一些尚未报道过的与抑郁症相关的疾病，
如脓毒症、视觉障碍 / 失明和尿石症等。在 16 种主要死因中，有 10 种死
因与抑郁症的诊断存在显著关联，其中相对风险最高的为非自然原因死亡

$[HR = 6.42，95\%CI（4.95，8.33）]$。

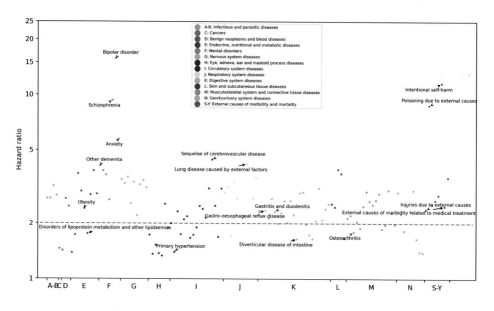

图 2　暴露组相较于非暴露组发生其他疾病的风险

注：X 轴为根据 ICD-10 编码的 A–N 和 S–Y 的疾病分类；Y 轴为在对暴露组和非暴露组进行比较时，Bonferroni 校正后每种疾病的显著风险。

通过疾病轨迹分析，我们得到了一个较为全面的、可以反映诊断抑郁症后不同疾病间的发生先后顺序以及相关性大小的疾病轨迹网络图。根据疾病轨迹网络图中第一层疾病所属的疾病大类，作者识别出了 3 个不同的疾病集群（Disease cluster）。其中，第一个疾病集群主要为心血管与代谢性疾病，在疾病轨迹网络图中首先出现在抑郁症诊断后的疾病包括慢性缺血性心脏病、心绞痛、原发性高血压、糖尿病和脂代谢紊乱和其他脂类血症（图 3A）；第二个疾病集群主要包括哮喘、骨关节病和其他免疫性关节炎等慢性炎症性疾病（图 3B）；第三个疾病集群为烟草滥用及相关疾病，如慢性阻塞性肺疾病和肺炎等（图 3C）。此外，作者也发现了由心血管系统疾病、呼吸系统疾病和恶性肿瘤所导致的抑郁症患者死亡风险升高的 3 个主要疾病 - 死亡轨迹。

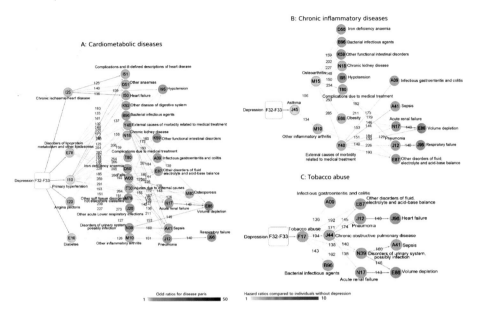

图 3　抑郁症患者 3 种主要疾病集群的疾病轨迹网络图

注：该图显示了本研究确定的以下 3 个疾病轨迹亚组：A- 心血管与代谢性疾病、B- 慢性炎症性疾病、C- 烟草滥用及相关疾病。圆形和矩形内的代码为该疾病的合并 ICD-10 编码；圆圈的颜色代表暴露组相较于非暴露组发生该疾病的风险；连接两个圆圈的线条上的数字对应在抑郁症患者中该疾病对的数量；箭头的颜色深浅表示在抑郁症患者中两种疾病之间有序关联的优势比。

　　虽然目前尚无其他分析抑郁症疾病轨迹的研究，但本研究发现的与抑郁症相关的主要疾病在以往的流行病学研究中均有报道，包括心血管与代谢性疾病、慢性炎症性疾病以及个人行为（如烟草滥用）。此外，一项利用 UK Biobank 所进行的全表型孟德尔随机化研究也表明，抑郁症与慢性缺血性心脏病、脂代谢紊乱、哮喘以及骨关节病存在显著的因果关系。既往的动物和人类研究也报道了抑郁症导致其他疾病风险升高可能的机制，包括交感系统激活、下丘脑 - 垂体激活以及持续慢性炎症状态等。

　　综上，在这项基于 UK Biobank 的匹配队列研究中，作者发现抑郁症所导致的心血管与代谢系统改变、慢性炎症状态和烟草滥用可能是引起抑郁患者整体健康状况下降和死亡风险升高的关键路径。而针对这些关键疾病路径采取相应的干预措施可能会提高抑郁症患者的生存质量并降低相应的死亡风险。

专家点评

何威教授：抑郁症是常见的精神疾病，已有证据表明抑郁症与多种躯体疾病风险增加相关，如心血管疾病、痴呆、糖尿病等，但既往研究样本量小，关注的躯体疾病种类较少，并且抑郁症引起多种疾病风险增加的机制尚不清楚。本研究利用 UK Biobank 队列样本库，通过匹配队列设计，纳入了超过 14 万人进行数据分析；并且通过链接到英国医院住院数据，可以获得完整的患者住院诊断数据，在疾病轨迹分析中可以囊括尽可能多的其他疾病信息。本研究的疾病轨迹分析结果展示了患者在诊断抑郁症之后的多种疾病的发展情况，确认了 3 条抑郁症患者发生其他疾病风险升高的关键路径，为后续开展抑郁症的三级预防、降低抑郁症的整体疾病负担提供了思路，也为未来的机制研究提供了具体的研究方向。

何威，浙江大学公共卫生学院教授，瑞典卡罗琳斯卡医学院（Karolinska Institutet）助理教授（2018—2020）。主要研究方向：精准医学与健康医疗大数据、药物流行病学。

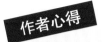

  Molecular Psychiatry 是神经科学领域的专科期刊，主要发表神经和精神疾病方面的研究。本文的研究疾病为抑郁症，符合该期刊的研究领域。在投此期刊前，本文还投稿过 *BMJ*、*Nature Communication* 以及 *Biological Psychiatry* 3 个期刊，但由于研究本身的局限性以及研究方向等情况，未在这 3 个期刊中进行外审。

  Molecular Psychiatry 在投稿内容及流程上无特殊要求。初审时间约 7 周，共收到 3 位审稿专家的意见。其中，审稿意见主要集中在对研究结果和研究的创新性进行进一步阐述和强调，针对研究本身的数据分析修改意见较少。针对部分审稿专家提出的可能影响研究结果的因素（如抑郁症的季节性、遗传易感性），我们均补充了相应的分析内容，来探索这些因素是否影响研究结果，并对审稿意见逐一进行了回答。此外，审稿意见还要求对文章进行语言润色。从投稿到正式网络出版约 3 个月，但到正式见刊约 10 个月。该期刊对语言要求较高。我们认为本文能够被该期刊接收发表，主要在于研究的创新性，团队首次将疾病轨迹分析应用于精神疾病中，并首创提出基于疾病网络聚集度的"疾病模块"概念。

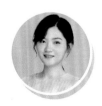

通信作者

  宋欢，研究员，博士研究生导师，四川大学华西生物医学大数据中心，*Cochrane Database of Systematic Review* 学术编辑。主要研究方向：健康医疗数据库建设、应用与流行病学。

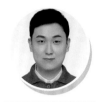

共同第一作者

共同第一作者

韩鑫，博士研究生，四川大学华西生物医学大数据中心博士后。主要研究方向：精神疾病的临床流行病学。

侯璨，四川大学华西生物医学大数据中心博士后。主要研究方向：复杂疾病的疾病轨迹及共病网络研究、人工智能在健康医疗数据上的应用。

团队简介

宋欢研究员团队成员包括博士后 9 名、数据及平台支撑人员 2 名、博士研究生 4 名、硕士研究生 5 名、科研及行政助理 4 名、临床队列建设与管理成员 18 名。主要研究方向为精神疾病、生活方式等领域的多组学及共病网络研究，数据库建设与管理。团队前期开发了队列研究数据采集管理系统，用于标准化、规范化队列数据收集及多渠道质量控制。团队代表研究成果发表在国际知名期刊 *JAMA*（2018）、*BMJ*（3 篇，2015，2019，2019）、*JAMA Neurology*（2020）、*Lancet Health Longevtiy*（2020）、*American Journal of Clinical Nutrition*（2020）、*Molecular Psychiatry*（2021）、*eLife*（2021）、*BMC Medicine*（两篇，2021、2022）、*American Journal of Psychiatry*（2023）等。

参考文献

Han X, Hou C, Yang H, et al. Disease Trajectories and Mortality among Individuals Diagnosed with Depression：A Community-based Cohort Study in UK Biobank［J］. Molecular Psychiatry, 2021, 26（11）：6736-6746.

基于互联网的远程康复治疗
对膝骨关节炎患者疼痛和身体功能影响的
系统评价和 Meta 分析

——基于物联网的骨关节炎数字康复新策略

四川大学华西医院康复医学中心何成奇教授团队于 2021 年 1 月在 *Journal of Medical Internet Research*（2020 年影响因子 5.428，在 JCR 学科类别"卫生保健学"107 种期刊中排名第 10 位、"医学信息学"30 种期刊中排名第 5 位）发表文章 *Effect of Internet-based Rehabilitation Programs on Improvement of Pain and Physical Function in Patients with Knee Osteoarthritis：Systematic Review and Meta-analysis of Randomized Controlled Trials*。

骨关节炎（Osteoarthritis，OA）是一种慢性、退行性关节疾病，全世界约有 5 亿人正遭受 OA 给生活带来的痛苦，其中以膝骨关节炎（Knee osteoarthritis，KOA）最为常见。物理治疗是 KOA 患者常用的缓解疼痛和改善身体功能的有效方法。然而，KOA 患者主要是中老年人群，其出院后大多数很难再次接受来自医生或康复治疗师指导下的康复治疗，甚至连常规的康复治疗都无法完全保证。基于互联网的远程康复治疗的出现打破了时间和空间上的限制，改变了患者与医生或康复治疗师的交流模式。但是，目前对于基于互联网的远程康复治疗对 KOA 患者在缓解疼痛和改善身体功能方面的效果还存在争议。

基于此，该研究通过系统评价和 Meta 分析方法，评价基于互联网的远程康复治疗对 KOA 患者疼痛和身体功能方面的影响，同时对基于互联网的 KOA 远程康复治疗模式进行了分析（如运动指导、患者教育等）。全面检索了 Web of Science、MEDLINE、EMbase、CENTRAL、Scopus、Physiotherapy Evidence Database（PEDro）、中国期刊全文数据库（CNKI）、SinoMed 和万方数据知识服务平台（WanFang Date）等数据库，检索时限为 2000 年 1 月至 2020 年 4 月。系统评价选择的主要结局指标为疼痛和身体功能。最终纳入 6 篇文献，对其中 4 篇文献进行了 Meta 分析，研究对象共计 791 例。Meta 分析结果显示：与常规康复治疗相比，基于互联网的远程康复治疗可显著减轻 KOA 患者的疼痛 [SMD -0.21，95%CI（-0.40，-0.01），P = 0.04]（图 1），但不能显著改善 KOA 患者的身体功能 [SMD -0.08，95%CI（-0.27，0.12），P = 0.43]（图 2）。

综上所述，基于互联网的远程康复治疗与常规康复治疗相比，可以显著缓解 KOA 患者的疼痛，但对改善患者身体功能方面还需进一步研究。同时，要重点关注对 KOA 患者实施基于互联网的远程康复治疗后所带来的长期效果。该研究对未来 KOA 远程康复治疗在运用互联网方面提供了高级别证据支持，为中国"互联网＋医疗"的发展提供了重要参考数据。

Study or Subgroup	Internet-based rehabilitation program Mean	SD	Total	Conventional therapy Mean	SD	Total	Weight	Std. Mean Difference IV, Fixed, 95% CI
Aily, J.2020	9.1	6.5	10	6.5	5.8	10	4.8%	0.40 [-0.48, 1.29]
Allen.2018	18.4	10.026	142	19.3	11.905	140	69.6%	-0.08 [-0.32, 0.15]
Huang.2019	24.46	26.14	20	30.4	25.06	20	9.8%	-0.23 [-0.85, 0.39]
O'Moore K, A.2018	28.7	11.8	44	30.12	10.98	25	15.7%	-0.12 [-0.61, 0.37]
Total (95% CI)			216			195	100.0%	-0.08 [-0.27, 0.12]

Heterogeneity: Chi² = 1.39, df = 3 (P = 0.71); I² = 0%
Test for overall effect: Z = 0.79 (P = 0.43)

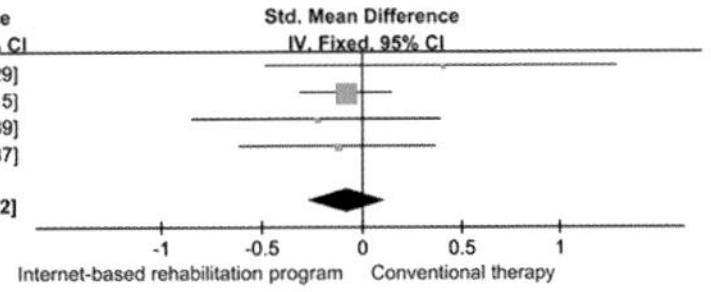

图 1　基于互联网的远程康复治疗和常规康复治疗对 KOA 患者疼痛缓解的 Meta 分析森林图

Study or Subgroup	Internet-based rehabilitation program Mean	SD	Total	Conventional therapy Mean	SD	Total	Weight	Std. Mean Difference IV, Fixed, 95% CI
Aily, J.2020	3.1	2.5	10	2.6	1.6	10	4.9%	0.23 [-0.65, 1.11]
Allen.2018	4.85	2.38	142	5.4	2.87	140	69.6%	-0.21 [-0.44, 0.03]
Huang.2019	7.1	6.55	20	10.08	12.128	20	9.8%	-0.30 [-0.92, 0.32]
O'Moore K, A.2018	8.77	3.63	44	9.81	3.64	25	15.7%	-0.28 [-0.78, 0.21]
Total (95% CI)			216			195	100.0%	-0.21 [-0.40, -0.01]

Heterogeneity: Chi² = 1.12, df = 3 (P = 0.77); I² = 0%
Test for overall effect: Z = 2.08 (P = 0.04)

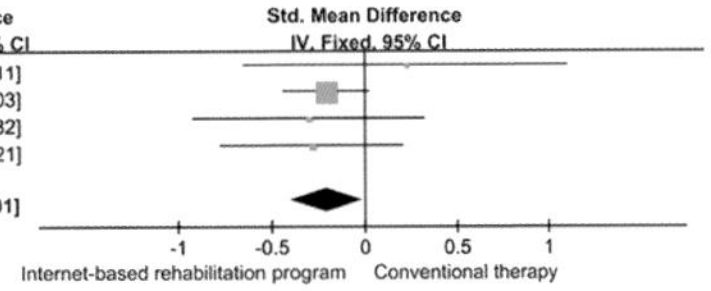

图 2　基于互联网的远程康复治疗和常规康复治疗对 KOA 患者身体功能改善的 Meta 分析森林图

专家点评

马超教授：基于互联网的远程康复治疗，居住在偏远地区的患者可以更加容易地获得专业的康复帮助，其可行性和有效性在脑卒中、慢性阻塞性肺疾病、帕金森病等疾病中得到了验证。膝骨关节炎（KOA）作为常见的慢性病之一，不仅导致患者生理和心理功能障碍，而且给家庭与社会带来沉重负担。基于互联网的远程康复治疗或是能够优化 KOA 患者康复治疗模式的有效手段。四川大学华西医院何成奇教授团队首次对全球基于互联网的 KOA 远程康复治疗研究进行系统评价和 Meta 分析，客观地指出基于互联网的远程康复对 KOA 患者疼痛和身体功能方面的影响。

该研究有重要的学术价值和临床指导意义。目前对于基于互联网的 KOA 远程康复治疗效果还存在争议，该研究通过对相关随机对照试验进行系统评价和 Meta 分析，为基于互联网的远程康复治疗在

专家点评

KOA 患者疼痛和身体功能影响方面提供了高级别的循证医学证据。此外，本研究还对基于互联网的 KOA 远程康复治疗模式进行总结分析，为深入研究提供了方向。

马超，教授，主任医师，博士研究生导师，中山大学孙逸仙纪念医院康复医学科。主要研究方向：软组织疼痛及颈腰关节疼痛疾患和椎间盘突出症。

温春毅教授：随着人口的老龄化日益严重，膝骨关节炎（KOA）作为老年人慢性疼痛和功能障碍的首要病因，全球已影响超过 5 亿人，直接医疗开支在发达国家占到了 GDP 的 1%～2%，造成了沉重的社会经济负担。慢性病如 KOA 的居家康复治疗的重要性也日渐凸显，如何借助互联网科技实现老年 KOA 患者居家远程康复治疗是近年来研究的热点。在此背景下，四川大学华西医院何成奇教授团队探索以互联网为媒介的远程康复治疗模式，连接"线上 + 线下"，重塑 KOA 传统的康复治疗模式，就具有十分重要的现实意义和临床价值。

该研究立足于 KOA 的互联网远程康复治疗，通过对随机对照试验进行系统评价和 Meta 分析，首次客观地指出基于互联网的远程康复治疗能够改善 KOA 患者的疼痛，但对身体功能的影响还有待进一步研究。同时，该研究也总结和分析了近年来基于互联网的 KOA 远程康复治疗模式和方法，为后期开发和转化 KOA 远程康复治疗提供了借鉴。

专家点评

温春毅，教授，香港理工大学生物医学工程学系。主要研究方向：骨关节炎。

作者心得

　　国家对于全民健康以及康复医疗服务十分重视，随着"互联网＋医疗"的不断发展，人们的互联网意识也逐步加强，对"互联网＋康复"的需求也越来越大，如何落地国家对社区及基层的康复医疗服务，尤其是偏远地区患者的康复医疗服务值得探讨。因此，我们进行了基于互联网的远程康复治疗对慢性病康复治疗模式的研究探索。全面系统地检索和对文献数据标化是本研究的难点。研究团队通过多渠道的文献检索与严格的文献筛选，并多次与文献作者沟通获取数据，最终得以顺利完成此研究并投稿到 *Journal of Medical Internet Research*（JMIR）。

　　JMIR 是第一个关于利用互联网和互联网相关技术在医疗保健领域进行研究、信息和传播的各个方面的国际科学同行评议期刊。该期刊专注于新兴技术、医疗设备、应用程序、工程、远程医疗和信息学在患者教育、预防、人口健康和临床护理方面的应用。我们于2020 年 6 月 17 日投稿。在审稿过程中，审稿专家对研究所纳入的文章质量和统计学分析方法进行了全面点评，经过一次大修和一次小修后，于 2020 年 11 月 15 日成功被接收，2021 年 1 月 5 日正式发表。论文的顺利发表让我们看到了目前"互联网＋康复"的受关注度不断提高，以及严谨的统计学分析对临床问题剖析的重要性。

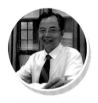

通信作者

何成奇，教授，主任医师，博士研究生导师，四川大学华西医院康复医学科。主要研究方向：骨关节炎、骨质疏松、骨折的物理治疗。

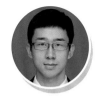

共同第一作者

谢苏杭，主管物理治疗师，解放军总医院第一医学中心康复医学科，研究生导师为何成奇教授。主要研究方向：骨科物理治疗、数字疗法。

共同第一作者

王谦，副教授，副主任医师，四川大学华西医院康复医学科。主要研究方向：干细胞再生康复、人工智能康复。

参考文献

Xie SH, Wang Q, Wang LQ, et al. Effect of Internet-based Rehabilitation Programs on Improvement of Pain and Physical Function in Patients with Knee Osteoarthritis：Systematic Review and Meta-analysis of Randomized Controlled Trials［J］. Journal of Medical Internet Research，2021，23（1）：e21542.

流感疫苗对慢性阻塞性肺疾病临床结局影响的系统评价和 Meta 分析

——优化慢阻肺临床防治的循证医学证据

四川大学华西医院呼吸与危重症医学科、呼吸病学研究室文富强团队于 2021 年 3 月在 *Ageing Research Reviews*（2020 年影响因子 10.895，在 JCR 学科类别"老年医学" 53 种期刊中排名第 2 位）发表文章 *Effects of Influenza Vaccination on Clinical Outcomes of Chronic Obstructive Pulmonary Disease*：*A Systematic Review and Meta-analysis*。

慢性阻塞性肺疾病（Chronic obstructive pulmonary disease，COPD）是一种以持续存在的呼吸系统症状和气流受限为主要特征的慢性呼吸系统疾病，主要表现为慢性咳嗽、咳痰、气短或呼吸困难、喘息或胸闷等临床症状，在全球范围内有较高的发病率。COPD 在我国人群（＞40 岁）中的患病率为 13.7%，是 WHO 和我国政府关注的重要慢性病之一。COPD 急性加重（Acute exacerbation of chronic obstructive pulmonary disease，AECOPD）表现为患者临床症状加重、肺功能下降，需要通过药物或住院治疗缓解呼吸困难等临床症状。AECOPD 与 COPD 患者的住院率、死亡风险密切相关，控制好 AECOPD 发生率可有效改善 COPD 患者的生存质量。

流感病毒感染所致的流行性感冒是诱发 AECOPD 的重要风险因素。COPD 患者肺组织结构发生病理性改变，导致他们被流感病毒感染的风险高于普通人群。而预防和控制流感最有效方法就是接种流感疫苗，那么是否接种流感疫苗就能降低 AECOPD 的发生风险呢？临床医生在工作中也经常面临"COPD 患者是否建议接种流感疫苗"的问题，因此，作者进行了系统性的文献检索，发现既往原始研究的结果存在矛盾。既往 Meta 分析研究因纳入文献和例数有限，其证据质量较低，且部分纳入文献发表时间久远，对 COPD 的定义可能存在争议。2020 版 COPD 全球倡议（the Global Initiative for COPD，GOLD）建议 COPD 患者应根据当地指南接种流感疫苗，对 COPD 患者是否建议接种流感疫苗急需更高质量的证据支持。

因此，本研究系统评价了 2004—2018 年 PubMed、Embase、The Cochrane Library、CNKI、CSTJ 数据库中的相关文献。作者以 GOLD 诊断标准为依据，仔细筛选了符合国际公认 COPD 诊断标准的文献，充分纳入新近发表的临床数据（包括随机对照试验、观察性研究等），通过 Meta 分析的方法评价了流感疫苗接种对 AECOPD 发生率、COPD 者住院率等重要临床结局的影响，为临床推广流感疫苗接种提供支持证据。从文献筛选到数据分析的全过程中，作者都以 Cochrane Handbook 为参考，严格执行每一个环节，最终筛选出 10 篇符合要求的文献纳入 Meta 分析（图 1）。

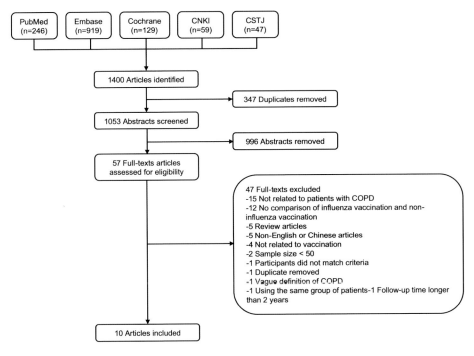

图 1　研究文献筛查流程

　　数据分析和森林图绘制采用 Review Manager 完成。合并分析时各研究间存在较大异质性是本研究面临的最大问题，异质性会严重影响研究结果的可靠性。为解决该问题，作者仔细阅读文献以寻找异质性来源，发现不同研究中 COPD 患者疾病严重程度（即肺功能中气流受限的程度）存在较大差异。另外，不同研究的临床结局观察时间也有所不同。最终，作者依据肺功能气流受限程度、研究观察时间进行了亚组分析。

　　该研究结果显示，接种了流感疫苗的 COPD 患者，AECOPD 年发生人次显著低于对照组（$OR = 0.35$，95%CI：$0.20 \sim 0.60$，$P = 0.0001$）。令人意外的是，亚组分析显示：针对气流受限较严重［即肺功能中第 1 秒用力呼气量（FEV_1）< 50% 预计值，对应 GOLD 3 ~ 4 级］的 COPD 患者，接种流感疫苗能显著降低其 AECOPD 的年发生人次（$OR = 0.30$，95%CI：$0.12 \sim 0.77$，$P = 0.01$）；而对气流受限相对较轻（$FEV_1 \geqslant 50\%$ 预计值，对应 GOLD 1 ~ 2 级）

的 COPD 患者，接种流感疫苗后其 AECOPD 年发生人次降低效果无统计学差异（$OR = 0.58$，$95\%CI$：$0.24 \sim 1.41$，$P = 0.23$）（图 2）。

对 COPD 患者年住院人次分析显示，接种流感疫苗可有效降低气流受限较严重 COPD 患者的年住院人次（$OR = 0.30$，$95\%CI$：$0.16 \sim 0.54$，$P < 0.0001$），而该改善效果在气流受限相对较轻的 COPD 患者中并不显著（$OR = 0.93$，$95\%CI$：$0.58 \sim 1.49$，$P = 0.20$）（图 3）。

进一步分析结果显示，接种流感疫苗对 COPD 患者全因死亡率未见明显影响（$OR = 1.00$，$95\%CI$：$0.67 \sim 1.48$，$P = 0.99$），对 COPD 患者的 FEV_1 等肺功能指标无显著影响，且未见明显不良反应报道。

上述结果表明，接种流感疫苗可减少 COPD 患者的 AECOPD 发作和相关住院事件，且气流受限较严重 COPD 患者受益更为明显。因此，建议 COPD 患者，尤其是气流受限较严重 COPD 患者每年接种流感疫苗。该研究对未来有关流感疫苗接种对 COPD 结局影响的临床研究提出了展望和建议。

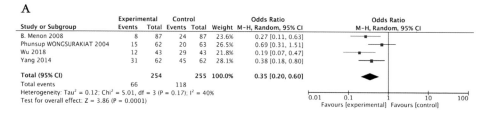

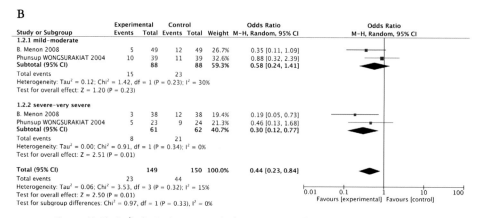

图 2 接种流感疫苗对 COPD 患者 AECOPD 年发生人次的影响分析

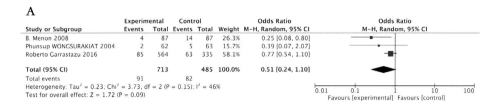

图3 接种流感疫苗对COPD患者年住院人次的影响分析

专家
点评

王刚教授：COPD 是常见的慢性呼吸系统疾病，我国人群（＞40 岁）的患病率为 13.7%，绝对人数近 1 亿，是 WHO 和我国政府关注的重要慢性病之一。如何降低 COPD 患者的 AECOPD 发作频次，是临床关心的重要问题。流感病毒感染是诱发 AECOPD 的重要风险因素，接种流感疫苗是预防流感有效方法之一，但流感疫苗接种是否能改善 COPD 患者 AECOPD 发作频次等临床指标，既往研究普遍样本量小、证据不够充分。该研究的亮点在于通过 Meta 分析纳入了更多样本，明确接种流感疫苗是否可降低 AECOPD 发生率和住院率，为推广 COPD 患者接种流感疫苗提供了可靠证据。同时，通过

专家点评

对不同气流受限程度 COPD 患者进行亚组分析，发现重度和极重度气流受限 COPD 患者接种流感疫苗的受益更为明显，因此可为制定 COPD 患者流感疫苗接种政策和指南提供参考意见。该研究为后续设计更为严格的针对流感疫苗预防效果的临床研究提供了重要设计思路。

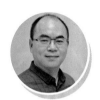

王刚，四川大学华西医院呼吸与危重监护医学科支部书记、副主任。主要研究方向：重症哮喘和慢性难治性咳嗽、神经心理型哮喘、肥胖型哮喘和中性粒细胞哮喘等免疫炎症分子机制。

作者心得

本文基于接种流感疫苗能否改善 COPD 患者临床结局尚缺乏证据的情况，通过 Meta 分析发现，接种流感疫苗可减少 AECOPD 发作和相关住院事件，且气流受限较严重 COPD 患者受益更为明显。本文得出建议 COPD 患者尤其是气流受限较严重 COPD 患者每年接种流感疫苗的结论，厘清了临床实践中面临的重要问题，对临床实践具有一定的指导价值。论文投稿至呼吸领域期刊时，由于创新性提炼不到位等原因，送审后被拒稿。团队成员围绕拒稿意见，对论文的创新性、逻辑性进行了反复修改，最终选择了对疫苗相关论文较为青睐的 *Ageing Research Review* 投稿。

共 2 位审稿专家给了外审意见，编辑部给予了大修的决定。修

作者心得

　　改意见集中在与既往类似研究的创新性和临床价值比较等方面。对于创新性，本研究有严格的标准、样本量更大、结局指标更具有临床价值，且GRADE评级更高。本研究的亚组分析首次显示接种流感疫苗对不同气流受限程度COPD患者的受益程度有所区别。对于临床价值，基于研究结果（对于$FEV_1 < 50\%$预计值，对应GOLD 3～4级的COPD患者，接种流感疫苗能显著降低其AECOPD的年发生人次），提出可能需要保证最受益的COPD人群优先接种流感疫苗的政策建议，对未来开展更多流感疫苗研究来评价治疗效果也提出了展望。

　　论文从投稿至网络见刊共用了5.5个月，2021年7月正式发表。充分尊重审稿专家的意见，建设性地提出政策建议，直面论文局限性，并反复强调创新性和临床价值是本文最终被接收的关键。

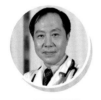

通信作者

　　文富强，教授，博士研究生导师，四川大学华西医院呼吸病学研究室主任。主要研究方向：慢性气道炎症性疾病分子机制、肺损伤修复及纤维化机制、高原缺氧的血管生理与病理生理学。

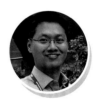

共同通信作者

　　陈俊，四川大学华西医院呼吸病学研究室副研究员。主要研究方向：COPD与哮喘创新发病机制和诊疗新方法。

团队简介

　　文富强教授于 2003 年创建了四川大学华西医院生物治疗全国重点实验室呼吸病学研究室。作为支撑华西医院呼吸病学国家重点学科不断发展进步的重要平台，研究室长期致力于呼吸疾病的基础与应用基础研究，已获得国家杰出青年科学基金、国家自然科学基金重点项目、国家科技支撑计划、国家重点研发计划等重要科研项目，对肺及气道炎症、肺损伤与重塑的分子病理机制及干预治疗进行了一系列创新性科学研究。

参考文献

Bao W, Li Y, Wang T, et al. Effects of Influenza Vaccination on Clinical Outcomes of Chronic Obstructive Pulmonary Disease：A Systematic Review and Meta-analysis［J］. Ageing Research Reviews，2021，68：101337.

肥胖与超重药物治疗的系统评价和网状 Meta 分析

——肥胖药物治疗的医患共同决策方案

四川大学华西医院内分泌代谢科李舍予副教授团队于 2021 年 12 月在 *The Lancet*（2020 年影响因子 79.323，在 JCR 学科类别"医学内科学"167 种期刊中排名第 2 位）发表文章 *Pharmacotherapy for Adults with Overweight and Obesity：A Systematic Review and Network Meta-analysis of Randomised Controlled Trials*。

为了追求美和健康，人类从未停止过尝试"外部手段"达到减重的目的。近200年来，"减肥药"的研发与临床应用从未间断，却始终在路上。直到2016年，美国内分泌医师协会才首次在高质量证据合成研究的基础上系统性地总结和评价了当时被美国食品药品监督管理局（FDA）批准用于单纯性肥胖的减重药物，形成临床实践指南。随着2020年氯卡色林因癌症风险被退市，2021年初司美格鲁肽被FDA批准为新的减重药物，减重药物的生态发生根本性变化。相关证据合成研究与临床实践指南因此亟需更新。

2020年以来，四川大学华西医院中国循证医学中心／MAGIC中国中心通过引入国际先进的临床实践指南方法学，建立起中国本土化高质量指南制定体系。该体系首个华西快速推荐针对我国肥胖及超重成人的药物减重选择，在国内多学科临床和方法学专家的指导下，共同提出指南问题，系统性比较了国内外潜在的减重药物，并进行了定量评价，回答了全球最亟待解决的健康问题之一。

该研究采用了相对体重下降（相比基线体重下降的百分比）和相对体重下降达标率来评估减重药物的疗效，而非大多数临床研究和临床医生所采用的绝对体重下降（体重减少的kg数）指标，由此较好地解决了不同基线体重患者疗效异质性的关键问题。同时，该研究运用对读者友好的可视化策略，使多种减重药物的疗效和安全性一目了然（图1）。

该研究提示，在所有研究的药物中，与单独改变生活方式相比，所有药物均能有效降低体重。在药物大类中，芬特明－托吡酯降低体重最为有效［体重减轻≥5%的比值比（OR）为8.02；体重变化百分比（MD）为-7.98］，其次是GLP-1受体激动剂（OR为6.33；MD为-5.79）。其中纳曲酮－安非他酮（OR为2.69）、芬特明－托吡酯（OR为2.40）、GLP-1受体激动剂（OR为2.22）和奥利司他（OR为1.71）与导致停药的不良事件增加有关。在事后分析中，司美格鲁肽（GLP-1受体激动剂中的一种）在体重减轻≥5%概率（OR为9.82）和体重变化百分比（MD为-11.40）均为所有药物中最高。该研究清晰地指出了司美格鲁肽和芬特明－托吡酯是疗效最优的减重药物，帮助临床医生和患者横向比较并选择。与此同时，研究也明确指出二甲双胍的减重效果具有统计学意义，但减重效果的临床价值有限，回答了临床医生和患者长期提出的问题。该研究将指导未来临床实践指南的制定。方法学方面，该研究实践了新的证据合成选题模式——基于临床实践指南的专家委员会。该研究也采用了最小背景化框架下的网状 Meta 分析药物排序等最新循证医学方法，为未来同类研究提供范例。

	Benefit outcomes					Harm outcomes	
	Percentage bodyweight change from baseline, MD (95%)	Participants with bodyweight reduction ≥5%, OR (95% CI)	Participants with bodyweight reduction ≥10%, OR (95% CI)	Quality-of-life score, SMD (95% CI)	Depression symptom score, SMD (95% CI)	Discontinuation due to any adverse event, OR (95% CI)	Total gastrointestinal adverse events, IRR (95% CI)
Phentermine–topiramate	-7·98 (-9·27 to -6·69)	8·02 (5·24 to 12·27)	9·74 (5·95 to 15·94)	0·42 (0·19 to 0·65)	-0·17 (-0·59 to 0·26)	2·40 (1·68 to 3·44)	1·62 (1·13 to 2·31)
GLP-1 receptor agonists	-5·79 (-6·34 to -5·25)	6·33 (5·00 to 8·00)	7·83 (5·89 to 10·40)	0·29 (0·15 to 0·43)	-0·08 (-0·36 to 0·20)	2·22 (1·74 to 2·84)	2·79 (2·41 to 3·23)
Naltrexone–bupropion	-4·11 (-5·17 to -3·04)	5·04 (3·50 to 7·27)	5·19 (3·33 to 8·08)	0·36 (0·18 to 0·54)	0·19 (-0·06 to 0·45)	2·69 (2·10 to 3·44)	3·86 (2·93 to 5·08)
Orlistat	-3·06 (-3·45 to -2·67)	2·73 (2·32 to 3·22)	2·43 (1·94 to 3·04)	0·15 (-0·24 to 0·53)	-0·04 (-0·75 to 0·66)	1·71 (1·42 to 2·05)	2·02 (1·79 to 2·28)
Metformin	-2·50 (-3·25 to -1·76)	2·10 (1·13 to 3·91)	2·11 (0·85 to 5·24)	..	..	1·19 (0·62 to 2·29)	2·05 (1·53 to 2·74)
SGLT2 inhibitors	-2·07 (-2·99 to -1·14)	2·88 (1·69 to 4·90)	0·96 (0·26 to 3·58)	..	..	1·42 (0·82 to 2·46)	0·95 (0·58 to 1·54)
Pramlintide	-2·19 (-4·32 to -0·06)	2·24 (0·97 to 5·14)	3·21 (0·99 to 10·45)	..	..	2·44 (0·46 to 12·82)	1·92 (0·52 to 7·13)
Drug effect for GLP-1 receptor agonists							
Semaglutide	-11·40 (-12·51 to -10·29)	9·82 (7·09 to 13·61)	13·32 (9·94 to 17·83)	0·27 (0·08 to 0·46)	..	1·98 (1·34 to 2·93)	2·79 (2·14 to 3·64)
Liraglutide	-4·67 (-5·28 to -4·07)	4·91 (3·78 to 6·38)	4·80 (3·60 to 6·41)	0·32 (0·08 to 0·56)	-0·08 (-0·36 to 0·20)	2·45 (1·79 to 3·35)	3·09 (2·59 to 3·70)
Exenatide	-3·53 (-4·70 to -2·36)	2·86 (1·27 to 6·47)	3·12 (1·17 to 8·32)	..	..	1·82 (0·67 to 4·94)	1·72 (1·19 to 2·50)

图 1 减肥药物的相对效应和安全性总结

专家点评

　　姬秋和教授：体重管理是内分泌代谢医生每天面临的重要临床问题。虽然减重代谢手术是目前最可靠的减重方式，但并不适合于所有深受体重困扰的人。药物减重是生活方式干预和减重代谢手术重要的补充治疗。四川大学华西医院李舍予副教授团队的研究，系统性总结并评价了目前全球现有潜在减重药物，并对其减重效果及安全性进行了定量评价。此文图表简洁明了，方便读者快速掌握研究结果，为临床药物选择提供参考。

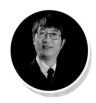

　　姬秋和，教授，主任医师，博士研究生导师，第四军医大学附属西京医院内分泌代谢科。主要研究方向：糖尿病和甲状腺疾病。

作者心得

　　The Lancet 一直是临床医学领域顶级期刊。我们将 *The Lancet* 作为首选投稿期刊，是出于以下几点考虑：①研究团队对该研究选题、方法学可靠性和论文质量非常有信心；②国际合作者的支持、鼓励和语言上的逐字修改。

　　论文准备过程的工作方式既高效又令人感动。研究实施期间，国内多学科同行无私、高质、高效参与基础数据整理工作，研究日程精确到天。论文修订期间，国际合作者白天上门诊，凌晨修订论文，并提出建设性意见，甚至分享其尚未发表的最新成果用于我们的研究。

作者心得

    The Lancet 的投稿系统对用户友好，但对论文格式，特别是字数、符号、参考文献数目均有一定要求，如句号和小数点为不同的符号，且与其他期刊有较大差异，因此投稿后转投成本较高。本论文在首次投稿后 3 周即收到同行评审意见，均为积极评价，仅提出少量修改意见。值得一提的是，统计编辑对研究分析方法提出了非常详细的评论和建议，可见期刊的严谨。经有限修改和解释，论文在首次投稿后 1 个月左右即被接收。投稿的顺利程度高于预期，可能与该选题契合热点，方法严谨且存在创新，因而得到编辑认可有关。*The Lancet* 未提供自愿开放获取（Open access）的选项，对于非制定基金资助的项目仅接受订阅获取方式论文的投稿。

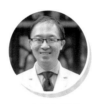

通信作者

    李舍予，副教授，博士研究生导师，四川大学华西医院内分泌代谢科，四川大学华西医院中国循证医学中心 / MAGIC 中国中心 / 循证评价与快速指南研究室副主任。主要研究方向：糖尿病与肥胖的临床实践指南与电子病历大数据。

共同第一作者

石清阳，硕士研究生，研究助理，四川大学华西医院中国循证医学中心/MAGIC中国中心。主要研究方向：网状Meta分析、IPD-Meta分析、临床决策模型、人群微模拟、临床预测模型。

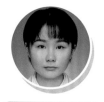

共同第一作者

汪洋，硕士研究生，四川大学华西医院内分泌代谢科。主要研究方向：糖尿病与肥胖患者临床治疗。

参考文献

Shi Q, Wang Y, Hao Q, et al. Pharmacotherapy for Adults with Overweight and Obesity: A Systematic Review and Network Meta-analysis of Randomised Controlled Trials [J]. Lancet, 2022, 399（10321）: 259-269.

结直肠癌全身转移的基因组进化模式研究

——基因组解析结直肠癌转移进化

四川大学华西医院胃肠外科周总光教授团队和四川大学华西医院生物治疗全国重点实验室许恒研究员团队于 2021 年 2 月在 *Gut*（2020 年影响因子 23.059，在 JCR 学科类别"胃肠病学与肝脏病学"92 种期刊中排名第 3 位）发表文章 *Genomic Evolution and Diverse Models of Systemic Metastases in Colorectal Cancer*。

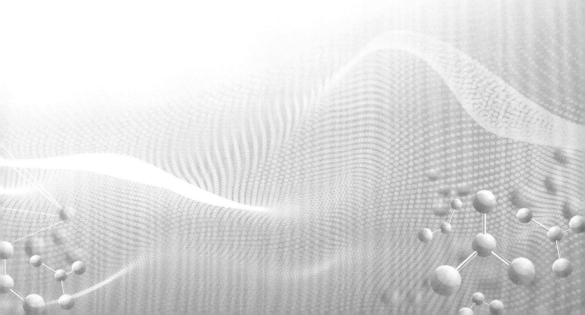

肿瘤原发部位的解剖差异使得各类肿瘤呈现出独特的转移方式及器官趋向性，也直接影响了肿瘤患者手术方式及辅助治疗方式（如放疗、化疗）的选择。由于肠道的静脉血液主要经门脉系统回流，因此结直肠癌的全身转移往往是线性模式，肿瘤细胞先通过微血管经门静脉汇入肝脏，最终随体循环播散至肺、脑等肝外器官。然而，这个解剖学假设尚无直接的基因组学证据支持，且无法解释临床病例转移形式的多样性，其主要原因就是缺乏针对个体匹配的多器官转移样本的系统性进化和克隆重建分析。

该研究在四川大学华西医院 14000 余例结直肠癌病例中筛选并提取了多器官转移患者的手术切除样本，通过外显子测序检测多区域病灶的突变类型，用基因组进化和克隆重建等方法追溯了各病例的转移路径和克隆起源。研究结果一方面明确了淋巴转移与远处转移的独立起源；另一方面不仅支持了结直肠癌细胞可先在肝脏定植，待克隆扩张后再扩散到肺部等肝外器官这种解剖学假设，也揭示了在部分病例中，肿瘤细胞可绕过肝脏直接转移至肝外器官。进一步的克隆重建分析表明，部分病例肝外器官的转移直接源于原发灶中获得了额外驱动突变的晚期克隆，从而导致了术后迟发性的转移事件，并造成转移灶间驱动基因的异质性，这为转移克隆的器官趋向性提供了基因组层面的直接证据（图 1）。

为了进一步阐明这些驱动基因之间的突变轨迹，该研究联合分析了转移性结直肠癌多区域样本的基因组数据，并在 4 个独立队列的 1000 余例结直肠癌中进行了验证，发现抑癌基因 ZFP36L2 突变频率在转移性结直肠癌的原发及转移灶中显著高于非转移性结直肠癌。该研究结合临床数据及实验验证分析，明确了 ZFP36L2 突变与结直肠癌的高转移潜能及其不良预后的相关性（图 2），为后续临床转化提供了理论基础。

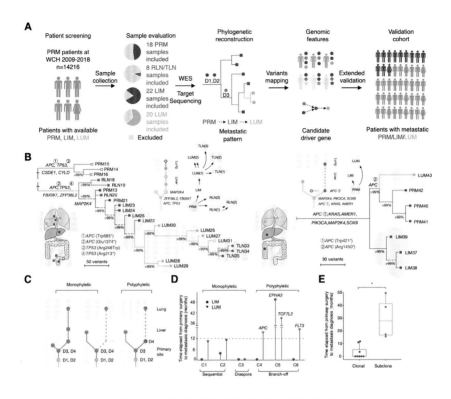

图 1　结直肠癌转移的基因组进化研究

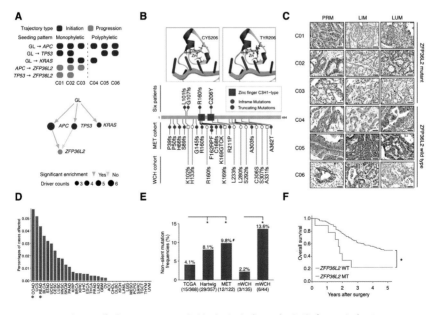

图 2　鉴定 *ZFP36L2* 为转移性结直肠癌的潜在驱动基因

　　该研究基于重建的转移路径和克隆起源，结合各病例的驱动基因背景和转移进展速度，对所有病例进行了总结，首次揭示了结直肠癌全身转移有至少三种不同模式及其临床特点（图3）。

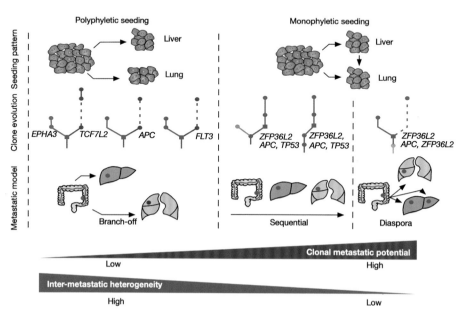

图 3　结直肠癌全身转移模式总结

　　（1）分支转移模式（Branch-off）：肿瘤细胞由原发灶直接播散定植于肝脏、肺部，转移间隔时间较长。转移事件源于多个克隆，其中肺部转移源于原发灶中获得了额外驱动突变的晚期克隆，主克隆转移潜能较低，全身转移进展速度较慢。转移灶间可能具有驱动基因异质性。

　　（2）有序转移模式（Sequential）：肿瘤细胞先播散定植于肝脏，待增殖后再由肝脏转移至肺部。转移事件源自同一克隆，主克隆转移潜能较高，全身转移进展速度较快。转移灶间无驱动基因异质性。

　　（3）离散转移模式（Diaspora）：肿瘤细胞短时间内由原发灶直接播散定植于肝脏、肺部。转移事件源自同一克隆，主克隆转移潜能高，全身转移进展速度极快。各病灶间异质性小，转移灶间无驱动基因异质性。

　　这些模式的差异不仅解释了前瞻性临床试验中延迟切除肝转移灶影响整

体生存率的原因，也明确了原发灶及转移灶间驱动基因异质性的存在，表明对肝脏可切除病灶需及时切除而非药物治疗。对于迟发或多发转移的结直肠癌，则需考虑额外进行转移灶组织的基因组检测，以制订后续治疗方案。

　　该论文发表后入选 ESI 高被引论文，获得哈佛大学肿瘤进化领域专家 Kamila Naxerova 教授的肯定，其评价该研究中系统发育树系统极好地展示了肿瘤原发灶、淋巴转移及远处转移在肿瘤系统发生上的诸多区别，并为其团队既往发表在 *Science* 和 *Nature Genetics* 上的研究提供了直接证据，这些评述随后被 *Gut* 官媒、期刊主编 Emad El-Omar 以及其他研究团队转载（图 4）。

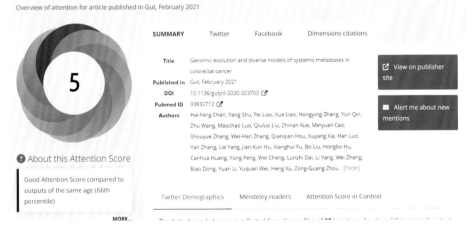

图 4　论文关注度得分

专家
点评

　　邱萌主任医师：转移性结直肠癌临床上常表现出转移形式多模态、肿瘤时空及治疗异质性、预后差异大等特点。近年各指南虽提出了基于影像的"寡转移与广泛转移"患者分类以指导临床决策，但对转移异质性的机制探索才是最终实现真正意义的个体化、精准治疗策略的关键，即"Biology is the king"。周总光教授团队和许恒研究员团队紧密合作，发起对"King"的探究，从结直肠癌临床转移形式的多模态出发，基于四川大学华西医院丰富的临床样本及病例资源，以基因组进化分析等方法对结直肠癌全身转移的路径和起源进行了追溯，结合病理及影像数据，揭示了结直肠癌的不同转移模式和临床特点，首次提出了分支、有序及离散三种转移模式，针对临床中观察到的转移异质性表象做了生物学特点层面的深度解读。团队通过独立队列验证及分子细胞实验明确了潜在驱动基因 *ZFP36L2* 与转移性结直肠癌的相关性，为探索结直肠癌新的转移机制及分子预后模型提供了新方向。总体上，团队以临床问题为导向，结合前沿的研究方法及设计，完成了一篇具有重要临床转化意义的高质量原创性论文。

该研究所呈现的转移模式不仅为外科手术切除的时机和必要性提供了理论依据，同时在局部晚期结直肠癌转移风险及模式预测、"寡转移"的生物学筛选以及转移性结直肠癌的药物治疗决策等方面也具有一定的参考价值。对于局部晚期结直肠癌，未来可能通过结合组织 DNA 与术后 ctDNA 监测追踪多克隆微小肿瘤残留，预测复发模式。对于"寡数量"的肝转移，具有"离散转移"特征者可能预后更差。而对转移性结直肠癌靶向药物的有效性评估，目前主要取决于单个活检或手术标本的 *RAS*、*BRAF* 等驱动基因状态，该研究所观察到的转移灶间潜在驱动基因及克隆起源的差异，凸显了临床诊疗过程中多病灶和动态检测的重要性，为后续的临床转化研究及转移性结直肠癌诊疗方案的调整提供了极具价值的理论依据。

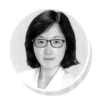

邱萌，主任医师，硕士研究生导师，四川大学华西医院结直肠肿瘤中心副主任。主要研究方向：消化道肿瘤的生物靶向、免疫及多学科综合治疗。

作者心得

　　Gut 对论文选题的创新性、数据的质量及分析的方法要求较高，本论文在首轮外审即被杂志拒稿并建议增加样本量后重新投稿，课题组讨论后向期刊主编说明了多器官病灶样本的稀缺性，并列举了发表在 *The New England Journal of Medicine*、*Science* 等高水平期刊中同领域文章的研究设计作为对比，最终经期刊编辑部讨论后同意按原研究设计进行修稿。该期刊整体上稿件处理及问题反馈的速度很快，为本论文的顺利发表提供了很多帮助。评审过程中，外审专家均为本领域的顶级团队，在认可本研究创新性和价值的同时，也对研究设计及方法学提出了许多建设性的意见与建议，后续补充的数据分析和实验在很大程度上弥补了研究本身的一些缺陷，使研究的整体质量获得了极大提升。因此，在确保研究质量和价值的基础上，即使期刊首次给出拒稿的决定，如果审稿专家没有提出原则性的问题，依然可以尝试与期刊编辑部沟通来获得修稿的机会。

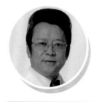

共同通信作者

周总光，教授，博士研究生导师，四川大学华西医院结直肠肿瘤中心／胃肠外科学科主任，四川大学华西医院消化外科研究所所长。主要研究方向：结直肠肿瘤、重症急性胰腺炎临床及转化医学。

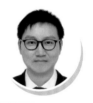

共同通信作者

许恒，研究员，博士研究生导师，四川大学华西医院生物治疗全国重点实验室。主要研究方向：精准医学领域的医学遗传学和药物基因组学。

共同第一作者

陈海宁，副教授，博士研究生导师，四川大学华西医院结直肠肿瘤中心。主要研究方向：消化系统肿瘤转移的分子机制及治疗干预。

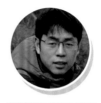

共同第一作者

舒洋，副研究员，四川大学华西医院生物治疗全国重点实验室。主要研究方向：精准医学相关的生物信息大数据分析。

共同第一作者

廖菲，博士研究生，四川大学华西医院生物治疗全国重点实验室细胞生物学，师从许恒研究员。参与多项国家级科研课题的研究工作。

参考文献

Chen HN，Shu Y，Liao F，et al. Genomic Evolution and Diverse Models of Systemic Metastases in Colorectal Cancer［J］. Gut，2022，71（2）:322–332.

双环套扎法辅助内镜黏膜下切除术
治疗直肠神经内分泌肿瘤

——黏膜下肿瘤内镜微创切除新策略

四川大学华西医院消化内科胡兵教授团队于 2021 年 3 月在 *Endoscopy*（影响因子 10.093，在 JCR 学科类别"外科学"211 种期刊中排名第 5 位）发表文章 *Double Ligation-assisted Endoscopic Submucosal Resection for Rectal Neuroendocrine Tumors*。

直肠神经内分泌肿瘤（Neuroendocrine tumors，NETs）术后预后相对较好。因其转移风险较低，内镜下切除术已成为直径＜10mm直肠神经内分泌肿瘤的首选治疗方案。尽管传统内镜下黏膜切除术（Endoscopic mucosal resection，EMR）可以切除直肠神经内分泌肿瘤，但因直肠神经内分泌肿瘤源于黏膜下层组织，EMR切除组织深度可能不够，存在病变残留风险。近年来，内镜黏膜下剥离术（Endoscopic submucosal dissection，ESD）及单环套扎法内镜下切除术（Endoscopic mucosal resection with ligation，EMR-L）被报道用于辅助切除直肠神经内分泌肿瘤以提高病变完整切除率。然而，ESD存在一定技术难度，对内镜医生的操作技能要求较高；而EMR-L辅助切除直肠神经内分泌肿瘤的完整切除率为86.2%～92.5%。因而，作者提出一种切除直肠神经内分泌肿瘤的新方法：在单环套扎法的基础上，于病变基底部额外增加一个套扎环后进行圈套切除，即双环套扎法辅助内镜黏膜下切除术（Double ligation-assisted endoscopic submucosal resection，ESMR-DL）（图1），手术难度未增加且利于病变完整切除。

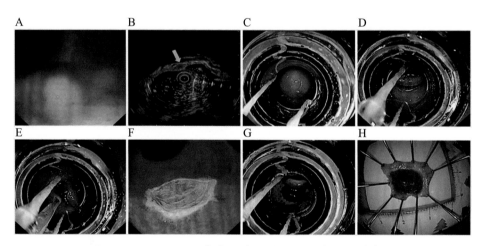

图1　ESMR-DL治疗直肠神经内分泌肿瘤的操作步骤

A. 白光内镜下观察直肠神经内分泌肿瘤；B. 超声内镜下观察直肠神经内分泌肿瘤；C. 内镜下释放第一个套扎环对病变基底部进行套扎；D. 在第一个套扎环下方释放第二个套扎环对病变基底部进行再次套扎；E. 采用圈套器沿病变基底部对病变进行完整切除；F. 术后创面；G、H. 术后标本。

ESMR-DL 是基于临床实践中的创新，手术操作时间短（3 ～ 5 分钟），简单易行、安全可靠。

专家
点评

刘苓教授：消化内镜技术广泛应用于消化道疾病的诊断及治疗，但消化内镜诊疗技术的创新仍面临挑战。基于传统成熟内镜手术的创新需要不断总结与思考，既要结合疾病本身诊疗过程中存在的问题，又要反复思考各项传统内镜诊疗技术的优缺点并进行整合及探索。传统内镜手术在治疗直肠神经内分泌肿瘤时存在病变残留风险，在双环套扎的基础上进行内镜下切除，可降低病变残留风险，利于病变的治愈性切除。该方法创意新颖、操作简单，利于临床应用与推广，有助于患者术后更快恢复。

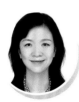

刘苓，主任医师，博士研究生导师，四川大学华西医院消化内科副主任。主要研究方向：肠道微生物和肠黏膜免疫。

作者心得

Endoscopy 是消化内镜领域的顶级期刊，其 E-videos 栏目旨在报道本领域内有趣的临床病例及创新性技术。该栏目接收的论文均包含视频（不超过 4 分钟）、图片（不超过 6 张）和文字描述（不超过 300 字），对作者的视频图片编辑能力、临床病例总结能力及文字表达能力均有很高的要求。根据作者团队长期发表经验，该类

作者心得

论文投稿后大概 1 周到 2 个月即会得到审稿意见，要么接收、要么拒稿，较少修改（除非存在明显的格式问题），接收后一般 2 个月内出清样并在线发表。

本论文报道了直肠神经内分泌肿瘤的创新性内镜治疗方法，文中对为何做、怎么做、效果如何均进行了详细介绍，逻辑清楚、简单明了。目前，本团队已将该创新性治疗方法应用于数十例直肠神经内分泌肿瘤患者，均取得了良好效果，正在着手书写病例系列论文。

临床创新往往源于对临床工作中存在的问题的发现与思考，它不仅利于拓展临床思维，还利于探索其潜在的科研价值。临床创新与科研往往是相辅相成的。

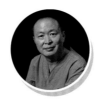

通信作者

胡兵，教授，主任医师，博士研究生导师，四川大学华西医院消化内科内镜中心负责人。主要研究方向：消化道早癌及胆胰疾病基础、临床及医工转化。

第一作者

刘伟，医学博士、博士后，四川大学华西消化内科主治医师。主要研究方向：消化道早癌及胆胰疾病微创诊疗、消化内镜与人工智能。

团队简介

　　胡兵教授团队以消化道早癌及胆胰疾病的基础和临床研究为方向，建立了消化道早癌数据库和生物样本库，围绕内镜筛查、早癌诊断、术前评估、微创手术、病理特征、术后随访、早癌发生机制、流行病学调查、技术创新、产品研发、医工结合、学科交叉等展开了多领域、跨学科、全链条的研究，开展了多项创新技术并在业内顶级期刊发表文章，获得了国内外同行的充分肯定和赞誉。本团队由多名教授、副教授、主治医师、专职博士后、硕博士研究生等组成，是国内外公认的具有强大实力的消化道早癌及胆胰疾病微创诊疗团队。

参考文献

Liu W，Yuan XL，Hu B. Double Ligation-assisted Endoscopic Submucosal Resection for Rectal Neuroendocrine Tumors［J］. Endoscopy，2022，54（3）：E106-E107.

介入治疗
大动脉炎合并肺动、静脉狭窄

——精细设计优化介入治疗罕见肺血管疾病

四川大学华西医院心血管内科先心病亚专业组于 2020 年 11 月在 *European Heart Journal*（2019 年影响因子 22.673，在 JCR 学科类别"心血管系统"138 种期刊中排名第 2 位）发表文章 *Interventional Therapy for Takayasu Arteritis with Pulmonary Artery and Pulmonary Vein Stenosis*。

一例 39 岁的高原居住藏族女性患者，因反复劳力性呼吸困难、双下肢水肿于四川大学华西医院心内科门诊就诊。患者既往有高血压病史 20+ 年，门诊心脏彩超提示：三尖瓣微量反流，肺动脉高压重度，遂收入院排查肺动脉高压病因。入院后体格检查发现患者双下肢血压（左 118/61mmHg，右 122/60mmHg）低于双上肢（左 132/69mmHg，右 138/72mmHg），腹主动脉可闻及收缩期杂音。辅助检查发现，患者的 C 反应蛋白（9.85mg/L）及红细胞沉降率（53mm/h）明显升高，头部、胸部及腹部增强 CT 提示患者右肺动脉前支和升支闭塞数（图 1H），右肺动脉后基底支狭窄（图 1D、1E），腹主动脉（图 1I）、肾动脉（图 1J）以及左肺尖后段静脉（图 1A、1B）多处血管存在狭窄。患者病史及辅助检查结果符合 1990 年美国风湿学会关于大动脉炎的诊断标准中的三条标准。由于患者累及多处外周动脉病变，同时合并肺动脉加肺静脉狭窄，血管病变广泛，为罕见情况，团队在仔细进行影像分析后，为患者设计了分期介入治疗方案。第一期的介入治疗是在狭窄的右肺动脉后基底支狭窄植入支架（图 1F、1G）；第二期则通过穿刺房间隔，于左肺尖后段静脉植入支架（图 1C）。两期介入治疗术后肺动脉压均明显下降，患者症状也明显好转。

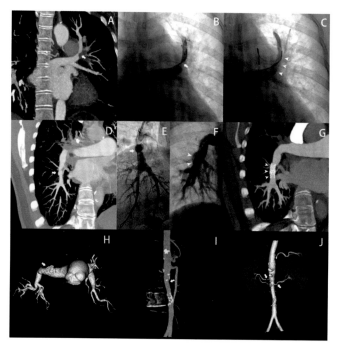

图 1   患者肺动脉＋肺静脉血管三维重建增、腹部增强
CT 检查及介入治疗影像

　　大动脉炎是一种原因不明的系统性血管炎，主要累及主动脉及其一级分支，表现为受累动脉的狭窄、闭塞及扩张。其好发于 40 岁以前的女性。最初的病变常发生在锁骨下动脉，随着病情的进展可累及全身各处动脉。但大动脉炎主要累及体动脉系统，肺动脉病变相对较少，出现肺静脉狭窄的情况更加罕见，这种肺动、静脉均受累狭窄的情况下，肺动脉压可明显升高，出现相应的临床症状，若肺静脉狭窄没有解除，肺动脉压下降常不满意，因此术前明确诊断及手术方式的设计极为重要。目前，通过介入在肺动脉、肺静脉植入支架是创伤小、疗效明确、并发症少的治疗方法。

专家点评

　　陈茂教授：肺血管病作为四川大学华西医院心血管内科先心病亚专业组重要的领域之一，其疾病谱复杂，诊治困难，手术风险及难度较高，术前影像学分析十分重要，根据分析结果设计正确的手术方案，才能使患者收获最大的治疗效果。文章所阐述的大动脉炎本就为少见疾病，可累及多部位血管，肺动、静脉均狭窄更为罕见。这例患者的治疗结果，体现了团队严密的临床思维和高超的介入手术技巧。同时也提醒了该类罕见情况的存在，为以后的该疾病诊治提供了参考案例。

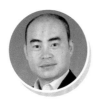

　　陈茂，教授，博士研究生导师，四川大学华西医院心脏内科主任。主要研究方向：经导管心脏瓣膜病介入治疗。

作者心得

本文为少见病中的罕见情况，一般诊断时极易出现漏诊。对相关文献的检索也发现：①大动脉炎的诊断标准多，确诊需完善多种辅助检查；②关于大动脉炎合并肺动、静脉狭窄的报道十分少；③罕有通过介入的方式对该种情况治疗的报道。结合检索结果，我们梳理出报道该病例的意义：①如何明确患者诊断，减少漏诊；②如何选择治疗方案，有效缓解患者的临床症状。

European Heart Journal 为心血管疾病领域的顶级期刊之一，是我们的首选期刊。我们整理了患者的治疗及治疗后8个月的随访资料，首先完善了论文内容写作和语法的修订，接着仔细挑选了典型的影像学资料，并在投稿前认真书写了 Cover Letter。投稿栏目 Cardiovascular Flashlight 类似于其他期刊中的 Image，文字要求约250字，图像数量不限，但要求拼成方形。期刊对图像质量要求高，需要精细处理其对比度及清晰度，若有视频资料需一并上传，以增强说服力。

本文投稿后初审时间约1周，投稿后只要求对一个附件格式进行了修改，文章从投稿到最终发表用时仅约6周。这篇论文的快速接收应属个例，因既往经验显示，在该期刊发表论文相当困难。可能因为本文报道病例具有较大的临床参考价值，加之论文内容准备较为充分、图像资料相对比较全面，因此获得快速发表。

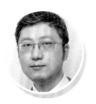

通信作者

冯沅，教授，主任医师，博士研究生导师，四川大学华西医院心血管内科先心病亚专业组组长。主要研究方向：结构性心脏病（先心病、瓣膜病、肺血管病、肺动脉高压）介入诊疗。

第一作者

李翔，主治医师，硕士研究生，四川大学华西医院心血管内科国家级心血管病专科医师培训在培医师。主要研究方向：先天性心脏病、肺动脉高压、肺血管病诊疗。

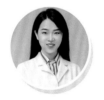

共同第一作者

刘佳霓，硕士研究生，四川大学华西医院康复医学主治医师。主要研究方向：先天性心脏病、肺动脉高压、心脏瓣膜疾病、冠心病、心衰患者心脏康复评估，瓣膜疾病介入患者围术期康复干预及制定精细个体化的运动处方。

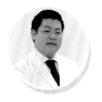

共同第一作者

李侨，博士研究生，四川大学华西医院心脏内科讲师／主治医师。主要研究方向：先天性心脏病、结构性及瓣膜心脏病诊疗。

参考文献

Li X, Liu J, Li Q, et al. Interventional Therapy for Takayasu Arteritis with Pulmonary Artery and Pulmonary Vein Stenosis［J］. European Heart Journal, 2020, 41（48）: 4603.

脑卒中二级预防的饮食调整

——通过调整生活方式预防脑卒中

四川大学华西医院神经内科吴思缈副教授团队于 2021 年 2 月在 *The Lancet Neurology*（2020 年影响因子 44.182，在 JCR 学科类别"临床神经病学"208 种期刊中排名第 1 位）发表文章 *Healthy Eating for Secondary Stroke Prevention*。

脑卒中是世界第二大致死致残疾病，世界脑卒中组织（World Stroke Organization，WSO）2021 年度报告显示，全球每年新发 1220 万例脑卒中，并导致 660 万例死亡。随着人口老龄化加剧和生活方式改变，脑卒中发病人数逐年攀升，而随着医疗水平的提高，越来越多的脑卒中患者带病生存。在所有脑卒中事件中，约 1/4 发生于既往脑卒中患者，即脑卒中复发。有研究显示，我国居民脑卒中 5 年复发率超过 40%。与新发脑卒中相比，复发脑卒中往往病情更重、预后更差，因此，预防复发（即二级预防）是改善脑卒中患者预后、提高生存质量的重要需求。脑卒中后的饮食调整是医生和患者普遍关心的问题，但目前尚缺乏相关高质量研究证据指导实践。作者应 *The Lancet Neurology* 邀请，针对脑卒中二级预防的饮食调整撰写了特邀述评。

2021 年一项关于饮食在脑卒中二级预防中作用的最新综述显示，地中海饮食、低钠摄入和适量补充叶酸可能是预防脑卒中复发的有效措施，且调整饮食模式比补充单个营养素更有意义。鉴于上述结果多基于西方人群的研究，而我国居民具有不同的饮食特点，作者提出了针对我国脑卒中患者饮食调整的相关策略。地中海饮食以大量蔬菜水果、豆类、谷物、橄榄油，适量鱼类、乳制品和红酒，以及少量肉制品为特点。作者指出应定义地中海饮食中对脑卒中二级预防有效的食物成分。比如，地中海饮食中推荐适量红酒摄入，但最新研究提示任何剂量的酒精摄入都会增加脑卒中发生风险。因此，对于脑卒中二级预防而言，酒精摄入不应包含在此饮食模式中。另外，还应明确各食物成分在不同地域的可调整性，比如地中海饮食地区开展的研究提示减少红肉的摄入可降低脑卒中发生风险，但亚洲地区的研究发现增加红肉摄入可降低死亡率，这可能与亚洲地区人群红肉基础摄入量低于西方人群有关，有待进一步研究。地中海饮食不推荐食用精加工谷物，而大米和面粉等精加工谷物作为主食在我国和其他很多亚洲国家有着悠久历史，主食的替换将面临巨大挑战。此外，地中海饮食模式并未对烹饪方式进行限定，而同样的食物通过生食、水煮或煎炸等不同处理方式对于健康的影响是不同的。作者还指出，关于脑卒中预防饮食调整的现有证据大多源于一级预防研究（即未发生过脑卒中的人群），一级预防证据可为二级预防提供参考但并非完全适用，因为脑卒中患者较未发生过脑卒中的人群可能年龄更大、并发症更多，存在吞咽困难等问题，故依从性可能更低。针对上述问题，作者提出应进一步开展研究，明确地中海饮食中对于预防脑卒中有效的食物成分，并在不同人群中针对文化和地域特点进行食物调整，然后针对脑卒中患者开展可行性和有效性研究。

作者还指出，健康饮食的目的不仅在于预防单一疾病的发生，更旨在促进整体健康。柳叶刀饮食报告（The EAT-Lancet Commission）提出的健康饮食结构包括高摄入量的蔬菜、水果、全谷物、豆类、坚果和不饱和油脂，中、低摄入量的海产品和禽类，以及少量或不摄入红肉、加工肉类、糖加工食品、精加工谷物和根茎类蔬菜，且总摄入量应根据身高、体重和体力活动水平进行个体化调整。该饮食模式与地中海饮食模式相似，且在不同文化和地域具有可调整性和适用性，有待在不同地区的脑卒中患者中进行验证。要实现和推广通过饮食调整预防脑卒中发生、促进整体健康，需要相关政府部门、公众教育机构、食品供应商、医务工作者、研究者、患者及家属的共同努力。

游潮教授： 脑卒中是我国居民致死致残的首位病因，具有高发病率、高复发率、高致残率、高致死率的特点，据估计我国现有 1300 万脑卒中患者。改善脑卒中患者预后是治疗脑卒中的重要目标，预防脑卒中复发是降低脑卒中危害、提高患者生存质量的关键之一，其中饮食调整是患者普遍关心、容易实现的预防措施。在该述评中，作者结合现有最新、最全的研究证据和我国居民饮食特点，提出了适于我国脑卒中患者的相关饮食调整措施。该文为临床

专家点评

指导脑卒中患者饮食调整提供了参考依据，并为制订符合我国国情的脑卒中二级预防饮食方案提示了下一步研究方向。

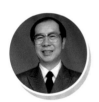

游潮，教授，主任医师，博士研究生导师，四川大学华西医院神经外科学科主任。主要研究方向：脑血管病的基础和临床研究，对大型复杂颅内动脉瘤、颅内动静脉畸形、各型高血压脑出血包括丘脑出血、脑干出血等高难度神经外科手术具有深厚的造诣和技巧。

作者心得

The Lancet Neurology 是 JCR 学科类别"临床神经病学"208 种期刊排名第 1 位的学术期刊，是神经科医生和研究者的首选期刊。

该期刊投稿基于 Elsevier 的投稿系统，需注册账号。本文为特邀述评，从提交到接收周期仅为 1 天，无专家修改意见。编辑会按期刊要求对文章格式进行修改，然后请作者确认。

从投稿到正式见刊约 3 个月。本文没有提前见刊，本团队既往其他文章 *"Stroke in China: Advances and Challenges in Epidemiology, Prevention, and Management"* 被 *The Lancet Neurology* 选为封面文章，该文章正式见刊前约 1 个月在期刊官网在线发表，并在 *The Lancet* 微信公众号同步配发期刊主编推荐语进行推广宣传。

脑卒中是严重危害人类健康的重大慢性疾病，四川大学华西医

作者心得

院脑血管病中心长期致力于脑血管病防治工作，在刘鸣教授的带领下开展了一系列关于脑卒中防治的公众宣传活动，包括患者教育、义诊、科普资料宣讲等。临床上，脑卒中患者常问："我在饮食上有什么需要注意的？"医生基于现有研究证据多给予针对高血压、糖尿病、高脂血症等危险因素的饮食建议，但饮食结构作为一个整体应该如何调整尚不明确。现有研究多基于西方人群开展，与我国居民饮食结构差异较大。因此，我们通过结合现有证据和我国国情总结出相关饮食调整的建议。本文还邀请澳大利亚新南威尔士大学 Craig Anderson 教授担任共同作者，从国际学者角度提供相关建议。在本文思路指导下，我们希望进一步针对我国脑卒中患者开展相关研究和积累临床实践经验，为通过饮食调整预防脑卒中复发提供更精准的研究证据以及适合我国国情的实践方案。

另外，作者通过在 *The Lancet Neurology* 发表多篇论文与 *The Lancet* 结缘，并长期为 *The Lancet* 系列期刊担任审稿人，在论文投稿和审稿过程中，学术水平得到期刊认可，因此受邀撰写特邀述评。

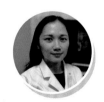

第一作者及通信作者

吴思缈，副教授，博士研究生导师，四川大学华西医院神经内科。主要研究方向：脑血管病规范化诊治和应用。

团队简介

作者依托平台为四川大学华西医院脑血管病中心，在中心主任刘鸣教授的带领下，长期从事系统的脑血管病临床研究和应用基础研究，取得了一系列国内外同行公认的研究成果。在 *JAMA*、*The Lancet Neurology*、*Journal of Neurology, Neurosurgery & Psychiatry*、*Neurology*、*Stroke* 等一流期刊发表多篇论文，包括 ESI 热点论文和高被引论文。获国家教育部自然科学一等奖等多个奖项，主编国家级规划教材《神经内科学》等多部专著。目前团队包括 5 名教授、4 名副教授、4 名专职博士后，其中博士生导师 5 人、硕士生导师 9 人，已培养博士后及博士和硕士研究生 100 余人次。在 30 多项国家级和部省级科研项目支持下，搭建了临床资源、科研技术、学术交流、国际合作的综合平台。4 人担任国际学术期刊副主编和编委，3 人在世界卫生组织（WHO）和世界脑卒中组织（WSO）任职，5 人在国家级神经病学和脑血管病专业学术组织任职。

参考文献

Wu S, Anderson CS. Healthy eating for secondary stroke prevention［J］. The Lancet Neurology，2021，20（2）：87-89.

精索静脉曲张发生的分子特点：
全外显组结合转录组测序的双组学研究

——精索静脉曲张发生的组学机制

四川大学华西医院泌尿外科董强教授团队于 2020 年 9 月在 *Fertility and Sterility*（2019 年影响因子 6.312，在 JCR 学科类别"妇产科学"82 种期刊中排名第 3 位，在"生殖生物学"29 种期刊中排名第 2 位）发表文章 *Molecular Characteristics of Varicocele：Integration of Whole-exome and Transcriptome Sequencing*。

精索静脉曲张（Varicocele，VE）是泌尿外科的常见疾病、多发疾病，可以引起男性阴囊胀痛不适，严重影响男性的生殖潜力，是男性不育最常见的危险因素，对男性健康有严重影响，尤其是对于青少年男性，还可影响其睾丸发育。目前虽然有多项研究证实了 VE 具有遗传性的特点且与多个基因的多态位点具有显著关联，但针对 VE 发生的具体分子机制研究极为有限，这也使得 VE 缺乏确切有效的药物治疗手段。基于此，董强教授团队首次通过全外显组结合转录组测序及群体验证这一多组学结合的方法来筛选参与 VE 发生的候选基因（图 1）。

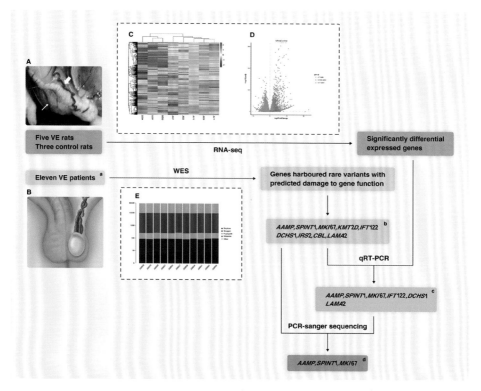

图 1　研究流程图

经过筛选，根据全外显组测序结果（图 2）发现，共有 9 个基因上的 12 个突变同时具备罕见（最小等位基因频率＜1%）、预测功能有害且在多个样本中同时出现的特点，结合转录组结果，最终筛选出 6 个基因，经过 qRT-PCR 验证，排除其中 1 个表达趋势不一致的基因，共剩余 5 个基因（*AAMP*、

*SPINT*1、*MKI*67、*DCHS*1、*LAMA*2）携带上述变异，并且病例组中 RNA 水平出现显著改变（图 3）。在扩大样本量的 VE 患者与正常对照人群中，通过 PCR-Sanger 测序验证，课题组发现 *AAMP*、*SPINT*1 及 *MKI*67 携带的变异在 2 组人群中出现显著差异分布，而这 3 个基因本身的功能涉及血管形成、细胞增殖等与 VE 发生密切相关的生理过程。由此推测这 3 个基因很可能参与了 VE 的发生。

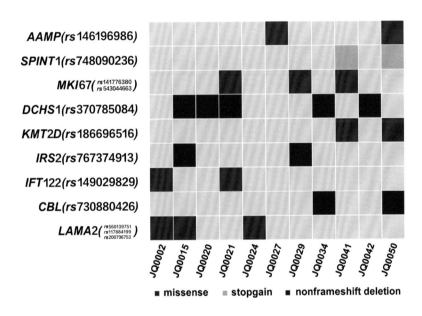

图 2　全外显组测序筛选结果

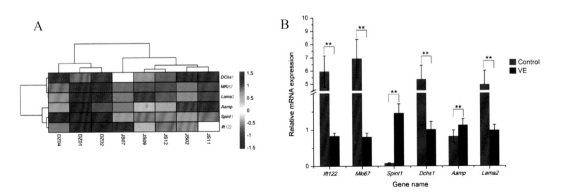

图 3　双组学联合筛选结果

专家点评

魏强教授：VE作为泌尿外科常见疾病、热点疾病，可影响患者的睾丸功能及青少年男性的睾丸发育，严重影响患者的生存质量。目前关于该疾病在治疗学及病理生理学方面已有较多研究涉及，但在其发病机制方面却存在较大的研究空白，致使目前对该疾病缺乏确切有效的药物治疗手段。董强教授团队通过全外显组结合转录组学测序的研究方法，揭示了与该疾病发生相关的候选基因，为进一步的功能及机制研究提供了重要线索，也为该疾病的治疗提供了新的目标靶点。

魏强，教授，主任医师，博士研究生导师，四川大学华西医院泌尿系统疾病中心主任、泌尿外科学科主任。主要研究方向：泌尿肿瘤的临床转化与基础研究。

李响教授：VE是男性不育最常见的危险因素，纠正该疾病可显著提升患者的生殖潜力及改善患者的生存质量。但目前VE发生的分子机制研究却极为有限，手术是目前治疗该疾病的唯一手段，有效的药物治疗手段至今缺乏。董强教授团队通过组学手段首次系统性地探索了VE发生的分子机制并发现了值得关注的候选基因，这为该疾病的分子病因研究奠定了坚实基础，也为该疾病的药物治疗提供了可能的新靶点。

李响，教授，博士研究生导师，四川大学华西医院泌尿外科副主任。主要研究方向：泌尿肿瘤的临床转化与基础研究。

作者心得

　　本文发表于国际生殖领域的高质量期刊 *Fertility and Sterility*。该期刊在男科／生殖医学领域有很高的专业声誉，本文主要报道 VE 的相关研究，而该期刊在 1962 年首次报道了 VE 对男性生育功能的可能影响，且在后续的几十年里保持了对 VE 的持续关注，所以本团队很自然地选择了该期刊。

　　本文能被该期刊接收，我们认为主要有以下几点原因：①VE 的研究热点长期集中在其引起男性生精障碍的机制及治疗上，而目前的治疗措施中，非手术治疗难以获得确切的疗效，手术治疗虽优于保守治疗，但治疗效果仍较有限且具有一定局限性，故我们提出转换思路，从 VE 本身的发病机制入手，首次较为全面地探索了 VE 发生的分子机制。②采用全外显组结合转录组的方法，从基因层面及转录层面共同筛选，从而得出较为可靠的候选分子。③后续通过扩大样本量的病例－对照研究，更加确切地验证了候选分子携带的致病变异在发病中的作用，使本研究具有创新切入点的同时，还具有较为可靠的结果。

　　VE 作为泌尿外科常见疾病，其分子机制研究却极为有限，究其原因，是目前该疾病的研究重点主要集中在治疗学及其影响精子质量的病理生理学方面。事实上，疾病的病因研究也是极其重要的，而组学研究方法近年来在肿瘤相关研究中很普及，其具有非靶向、高效率、易实施等优势，同样适用于 VE 的病因研究。

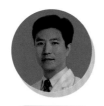

通信作者

　　董强，教授，主任医师，博士研究生导师，四川大学华西医院泌尿外科主任、泌尿外科研究所泌尿男科研究室主任。主要研究方向：前列腺疾病的微创外科治疗、泌尿系肿瘤和男性生殖系疾病诊治及微创泌尿外科。

第一作者

　　杨博，博士研究生，助理研究员，四川大学华西医院泌尿外科/泌尿外科研究所博士后，现任职于四川省医学科学院·四川省人民医院小儿外科。主要研究方向：男科学。

参考文献

　　Yang B，Yang Y，Liu Y，et al. Molecular Characteristics of Varicocele：Integration of Whole-exome and Transcriptome Sequencing ［J］. Fertility and Sterility，2021，115（2）：363-372.

新型智能四面体框架核酸运载 siCCR2 治疗脑出血

——自发性脑出血的辅助药物治疗

四川大学华西医院神经外科游潮教授团队和四川大学华西医学中心林云锋教授团队于 2021 年 4 月在 *Advanced Functional Materials*（2020 年影响因子 18.808，在 JCR 学科类别"化学，物理"162 种期刊中排名第 9 位）发表封面文章 *Therapeutic siCCR2 Loaded by Tetrahedral Framework DNA Nanorobotics in Therapy for Intracranial Hemorrhage*。

脑出血（Intracranial hemorrhage，ICH）是指非外伤性脑实质内血管破裂引起的出血，占全部脑卒中的20%～30%，急性期病死率为30%～40%。其发生主要与脑血管的病变有关，即与高血压、高血脂、糖尿病、血管的老化、吸烟等密切相关。ICH的患者往往由于情绪激动、用力等突然发病，早期死亡率很高，幸存者中多数留有不同程度的运动障碍、认知障碍、言语吞咽障碍等后遗症。

手术是目前ICH的首选治疗方案，而如何在保证手术治疗效果的同时研发出相应的辅助治疗药物是临床亟待解决的问题之一。近年来，随着手术方法的更新及医疗设备的改善，ICH患者生存率有所提高，但致残率仍居高不下，因为手术只能清除血肿、解除压迫，无法减轻脑出血后的神经炎症。神经科学家在ICH药物治疗方面进行了多年探索，但至今仍无一款药物能取得满意疗效。此外，用脂质体和腺病毒搭载siRNA治疗脑出血的药物同样未能取得明显突破。脂质体转染效率低，腺病毒存在潜在的生物安全问题。因此，探索一种全新的、低生物毒性、高转染效率且制作流程简易的运载体可能会给脑出血的药物治疗提供突破性研究思路。

新型DNA纳米材料的出现，为突破上述研究瓶颈提供了全新的纳米技术平台。DNA是构成生命体的基本遗传物质，同时也是近年来兴起的组成生物纳米材料的理想元件。根据碱基互补配对原理，将数条DNA单链通过一步热变性即可自行组装，形成在空间上呈现各种立体结构的粒径极小（10～100nm）的几何形纳米级材料。由于DNA纳米材料具有良好的生物相容性、结构稳定性和灵活编辑性等特性，其在运载药物、生物感应、生物成像、基因传递、疾病诊断和治疗等领域得到了广泛应用。在众多DNA纳米材料中，具有特殊空间构象的四面体框架核酸（Tetrahedral framework nucleic acid，tFNA）被发现能自由穿透细胞膜进入细胞，近年来在基础医学及临床治疗研究中受到越来越多的关注。在本研究中，课题组以调控化学趋化因子受体2（Chemical chemokine receptor 2，CCR2）为切入点，运用tFNA这一生物相容性良好的纳米材料作为运载体，合成 tFNA-siCCR2 这一新型药物。实验发现，tFNA 可以高效地将 siCCR2 转运入小胶质细胞，通过抑制 ICH 小鼠模型中的小胶质细胞表达 CCR2，调控小胶质细胞由 M1 型向 M2 型极化，下调炎性因子的表达水平。课题组同时采用脑室内注射的给药方式，绕过血液系统的免疫清除和血脑屏障的阻隔，提高药物的转运效率。经 tFNA-siCCR2 治疗后，小鼠的颅内血肿吸收速度加快，同时运动神经功能废损减轻（图 1）。

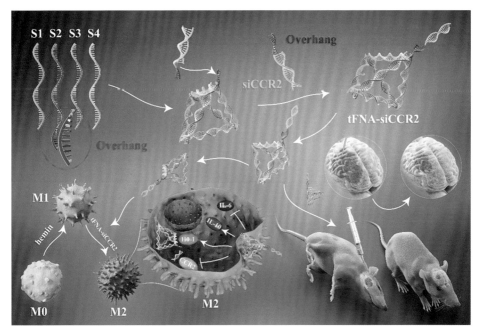

图 1　4 条 DNA 单链通过碱基互补配对自组装形成 tFNA，然后运载 siCCR2 进入小胶质细胞，调控小胶质细胞由 M1 型向 M2 型极化，促进血肿吸收、减轻运动神经功能废损

　　程冲研究员：出血性脑卒中（自发性脑出血）是全世界致死率和致残率很高的脑血管疾病之一。迄今为止，尚无可减轻脑出血所致神经功能废损的特效药物，探索一种全新的可有效保护神经功能的智能药物，对突破脑出血药物治疗的技术瓶颈具有重要意义。目前的研究认为，脑出血继发的神经炎症是导致神经元细胞凋亡、阻碍神经突触之间重新形成链接的重要原因。而小胶质细胞在神经炎症调控过程中起着至关重要的作用。在该研究中，作者采用了一种全新的 DNA 纳米材料（四面体框架核酸——tFNA）作为运载体，将 siCCR2 搭载在 tFNA 上，通过调控小胶质细胞由 M1 型极化成具有抗炎和修复作用的 M2 型，起到促进血肿吸收、抑制炎性介质释放和减少神经元凋亡等作用，从而有效地改善脑出血后小鼠的运动神经功能。该原创性探索工作，聚焦攻克临床脑出血这一全球重大负担疾病的治疗，尝试用 DNA 纳米材料作为新型智能纳米平台运载 siCCR2 对病灶区域进行精确智能干预，为治疗脑出血提供了一种潜在的全新临床治疗途径和思路。

　　程冲，博士研究生导师，特聘研究员，四川大学高分子科学与工程学院。主要研究方向：高分子基先进低维功能材料设计及新型配位聚合物的微纳米结构设计、功能调控、大规模制备及前沿应用开发，特别是开发面向临床重大疾病治疗的先进生物医用材料及仿酶材料。

作者心得

Advanced Functional Materials 是材料学的著名期刊，论文写好后首选的就是这本期刊，主要是根据论文本身的内容，结合课题组的经验选定的，首次投稿即被接收。

首次投稿后1个月收到3位审稿专家共28条意见，根据审稿专家的意见逐一回复并补充了部分实验后，再次返回修改稿，1周后收到接收函。审稿专家给我们最深的感受是非常严谨，每个细节都要提供最详实的证据方能说服他们。从投稿到被接收共历时5个月。论文被选为封面文章。*Advanced Functional Materials* 重视选题本身的创新性和质量，审稿效率快，审稿专家很专业。

脑出血的药物研发至今仍是脑出血治疗领域的瓶颈。多种旨在调控小胶质细胞极化的药物均未能在脑出血治疗方面取得突破。转染效率低下的脂质体不适用于脑出血这种急性病，而病毒类载体依然存在着不确定的生物安全风险。本研究针对这些难题，在查阅文献的基础上，创造性地将siCCR2搭载于四面体框架核酸（tFNA）当中。以DNA为原材料合成的tFNA与病毒类载体同属于核酸类，不仅转染效率不亚于病毒，且在生物相容性、结构稳定性和灵活编辑性等方面体现出更多优势。设计出新型的纳米药物并选择合适的给药方式，将材料学与临床医学交叉结合是本研究的最大创新点。

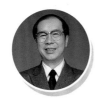

通信作者

　　游潮，教授，主任医师，博士研究生导师，四川大学华西医院神经外科学科主任。主要研究方向：脑血管病的基础和临床研究，对大型复杂颅内动脉瘤、颅内动静脉畸形，各型高血压脑出血包括丘脑出血、脑干出血等高难度神经外科手术具有深厚的造诣和技巧。

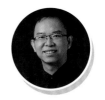

共同通信作者

　　林云锋，教授，主任医师，博士研究生导师，四川大学华西口腔医院颌面外科。主要研究方向：核酸纳米材料和口腔组织再生。

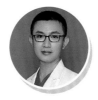

第一作者

　　符巍，副研究员，硕士研究生导师，四川大学华西医院神经外科。主要研究方向：脑血管疾病（出血性脑卒中、颅内动脉瘤及脑血管畸形等）的基础研究以及核酸纳米材料的设计与运用。

参考文献

Fu W, Ma L, Ju Y, et al. Therapeutic siCCR2 Loaded by Tetrahedral Framework DNA Nanorobotics in Therapy for Intracranial Hemorrhage［J］. Advanced Functional Materials, 2021, 31（33）: 2101435.

基于 pH/ROS 刺激响应型水凝胶构建药物时空控释平台用于伤口修复

——通过生物医学工程技术解决创面修复难题

四川大学华西医院骨科孔清泉教授团队与四川大学国家生物医学材料工程技术研究中心王云兵教授课题组合作，于 2021 年 12 月在 *Journal of Controlled Release*（2020 年影响因子 9.776，在 JCR 学科类别"药理学与药剂学"276 种期刊中排名第 10 位）发表文章 *A Spatiotemporal Release Platform based on PH/ROS Stimuli-responsive Hydrogel in Wound Repairing*。

近年来，糖尿病发病率逐渐上升，其主要并发症慢性感染性创面也成为全球性医疗保健问题。在健康个体中，创面愈合往往经历相互重叠又相对独立的 4 个阶段：凝血、炎症、细胞增殖及组织重塑。而糖尿病患者由于自身微血管病变及血糖较高，一旦出现皮肤破损即可成为病原体的培养基，细菌反复感染会导致生物膜的形成，进一步加重炎症反应，活性氧（Reactive oxygen species，ROS）异常增高、炎症因子功能失调、细胞增殖及血管生成功能受损，形成难以愈合的慢性感染创面。临床工作中，通常使用纱布、海绵及水凝胶材料制成的敷料进行创面管理，但目前市售的敷料很难满足创面修复的动态需求。因此，开发一种可在不同修复阶段序贯释放所需药物的敷料，以促进慢性感染创面愈合，对解决糖尿病患者创面修复难题具有重要意义。

本研究开发了一种多功能环境响应型水凝胶，其具有自愈合性、可注射、抗菌和 ROS/pH 双响应特性，实现了抗炎药物双氯芬酸钠（Diclofenac sodium，DS）和促血管生成中药单体芒果苷（Mangiferin，MF）的时空控制释放，达到抑制炎症反应并促进慢性感染创面愈合的目的。这种水凝胶由两条聚合物链组成：咖啡酸接枝的 ε- 聚赖氨酸（CE）和苯硼酸接枝的氧化葡聚糖（POD），其中 CE 聚合物具有良好的抗氧化性和抑菌活性，CE 聚合物和 POD 聚合物通过动态亚胺键和硼酸酯键交联成胶。药物的时空控释是通过将 DS 和 MF 封装至水凝胶不同空间位置来实现的，其中 DS 通过物理嵌入方式存在于水凝胶骨架结构中，而 MF 则通过亲疏水作用被包封至 pH 响应型纳米胶束的内核进而搭载入水凝胶骨架。水凝胶覆盖至慢性感染创面部位后，由于酸性和 ROS 聚集的微环境，其硼酸酯键和亚胺键断裂，释放出 CE 聚合物和 DS。随后，创面愈合过程中，其持续弱酸性环境导致纳米胶束水解和 MF 的持续释放（图 1）。

本研究对这种多功能水凝胶的理化性质、药物释放特性、抗菌活性和生物相容性等进行了详细评价，并研究了该水凝胶对金黄色葡萄球菌感染的糖尿病大鼠慢性创面模型的治疗作用。实验表明，该多功能水凝胶是一种有效促进慢性糖尿病创面修复的敷料（图 2）。

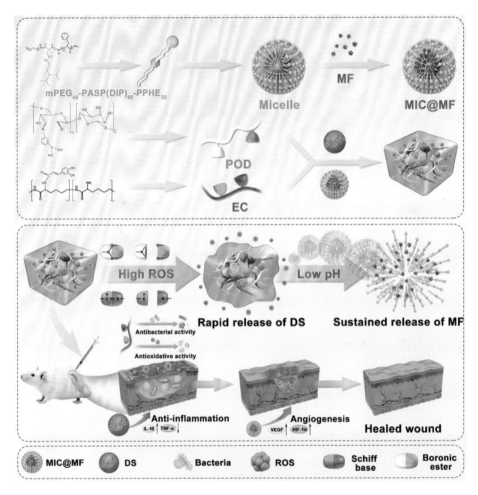

图 1　POD–CE 水凝胶合成示意图

注：首先将 MF 包裹在 pH 响应型胶束（MIC@MF）中，随后将 DS 和 MIC@MF 包封在水凝胶网络中。在创面修复早期，水凝胶逐渐崩解释放 DS 及 CE，抑菌抗炎，由于创面修复持续的弱酸性环境，MF 持续释放，实现阶段性抑菌、抗氧化、抗炎及促血管生成。

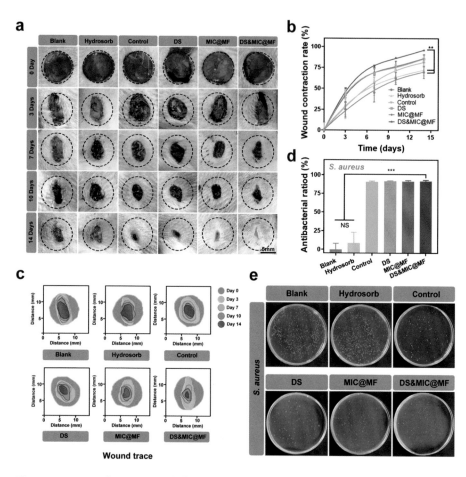

图2　POD-CE水凝胶的体内实验证明其优异的皮肤缺损修复效果（糖尿病大鼠全层皮肤缺损模型）

专家点评

周宗科教授： 该研究基于糖尿病患者难愈性创面这一临床难题，旨在通过研发一种新型智能响应型水凝胶伤口敷料，结合创面修复不同阶段的动态需求达到促进创面修复的目的。在该研究中，作者将具有抗氧化性的咖啡酸通过共价结合的方式接枝到抑菌肽ε-

聚赖氨酸上，所得聚合物又通过动态硼酸酯键和亚胺键与苯硼酸接枝的氧化葡聚糖交联成胶，随后将不同的活性药物封装至水凝胶不同的空间位置，在慢性感染创面特殊的环境下实现药物的时空控释，并通过体内外实验验证了POD-CE水凝胶具有良好的促进慢性感染创面修复的效果，为临床治疗该类患者提供了一种潜在的创新途径及思路。

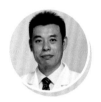

周宗科，教授，博士研究生导师，四川大学华西医院骨科主任兼关节外科主任。主要研究方向：关节外科。

作者心得

结合课题组前期研究基础，在孔清泉教授及王云兵教授的指导下，以敷料作为选题，从时下研究热点响应型水凝胶着手，查阅文献，总结出促进伤口愈合的关键因素（抗感染、抗氧化、抗炎及促进血管形成），并将相对应的药物以不同形式整合进水凝胶体系，研发出可时空控释药物的多功能水凝胶伤口敷料。选刊时，结合本研究"药物时空控释"这一创新点，将首选期刊定为药物释放领域著名期刊 *Journal of Controlled Release*，因该期刊主要收录方向是最新药物递送模式及该模式对相关疾病的影响。投稿后期刊在1周内分配编辑，编辑初审1周左右根据文章内容选2～5位审稿专家。

作者心得

本论文共送 2 名审稿专家评审，外审时间约 1 个半月。针对审稿专家提出的建设性意见，我们尽可能详细地补充了相关论述和实验，修回后 2 周左右被接收。目前，创面敷料相关研究主要是发表在材料类期刊，但相同级别的期刊对于材料主体结构本身的创新性要求很高，而 *Journal of Controlled Release* 更注重载药及递药方式的创新，如果是相同领域且在载药递送方面有创新的研究工作，推荐该期刊，或许有意料之外的收获。该期刊对语言、字数等要求并不严格，但对药物递送方式的创新性要求严格，这也是本论文能够被该期刊接收的重要原因。

通信作者

孔清泉，教授，主任医师，博士研究生导师，四川大学华西医院骨科，兼四川大学华西医院西藏成办分院院长、党委副书记。主要研究方向：脊柱外科。

共同通信作者

胡成，特聘副研究员，师从王云兵老师。主要研究方向：心血管疾病治疗相关新型生物医用材料的基础研究与产品研发，基于疾病部位微环境的特殊性，设计并构建一系列智能响应递送系统用于心血管相关疾病的治疗。

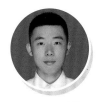

第一作者

伍梆，2019级专业型博士研究生，四川大学华西医院骨科。主要研究方向：水凝胶材料及其在骨与软组织修复中的应用。

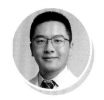

共同第一作者

王玉，主治医师，生物材料学博士后，四川大学华西医院骨科。

参考文献

Wu Y，Wang Y，Long LY，et al. A Spatiotemporal Release Platform based on pH/ROS Stimuli-responsive Hydrogel in Wound Repairing［J］. Journal of Controlled Release，2022，341：147-165.

大黄素减轻胰源性外泌体介导的
重症急性胰腺炎相关急性肺损伤

——中药单体通过外泌体减轻炎症损伤

四川大学华西医院胰腺炎中心唐文富教授和万美华教授团队联合四川大学华西医院国家卫健委移植工程与移植免疫重点实验室刘敬平研究员于 2021 年 10 月在 *Acta Pharmaceutica Sinica B*（2020 年影响因子 11.614，在 JCR 学科类别"药理学与药学"276 种期刊中排名第 9 位）发表文章 *Emodin Attenuates Severe Acute Pancreatitis-associated Acute Lung Injury by Suppressing Pancreatic Exosome-mediated Alveolar Macrophage Activation*。

重症急性胰腺炎（Severe acute pancreatitis，SAP）常常诱发急性肺损伤（Acute lung injury，ALI），是导致其病死率升高的主要原因。外泌体是由活体细胞释放的细胞外囊泡（30～150nm），通过将生物学信息（核酸、蛋白质和脂质）从宿主细胞转移到邻近或远处的靶细胞，在细胞间通讯中发挥重要作用。研究发现，急性胰腺炎后患者腹水和血液循环中的外泌体水平显著升高，外泌体水平的升高可能是胰腺损伤的结果，也可能是重症急性胰腺炎合并急性肺损伤（Severe acute pancreatitis-associated acute lung injury，SAP-ALI）的部分原因。

大承气汤为《伤寒论》的经典方剂，由大黄、芒硝、厚朴、枳实组成，其治疗急性胰腺炎的临床疗效已得到国内外认可。课题组前期研究证实大承气汤可以改善 SAP 大鼠胰腺、肺、肾、肝、肠等多器官损伤，并且根据方剂组织药理学研究，发现大承气汤的有效成分在各组织中的分布各不相同。例如大黄酸是 SAP 大鼠胰腺和肾中主要的生物活性成分，而肺中含有较高浓度的大黄素（1,3,8-三羟基-6-甲基蒽醌），柚皮素则主要分布在肠和肝。基于此，课题组尝试研究单一成分大黄素是否可以代替母方大承气汤减轻 SAP-ALI。大黄素是一种天然蒽醌衍生物，存在于各种中草药中，如大黄、虎杖、何首乌、芦荟、决明等，具有抗菌、抗炎、抗高脂血症等多种作用。多项研究报道大黄素可缓解 SAP-ALI，但其机制仍不清楚。本研究旨在探讨大黄素在 SAP-ALI 中的治疗作用，即关注大黄素对 SAP 大鼠外周外泌体和胰源性外泌体的影响以及肺部炎症的变化。

课题组通过胰胆管逆行灌注 3.5% 牛磺胆酸钠建立 SAP 大鼠模型，并使用大黄素灌胃治疗，观察血浆和胰腺中外泌体的变化、外泌体的分布和摄取、肺泡巨噬细胞的表型和肺部炎症的变化。课题组还使用蛋白组学和网络药理学分析和预测大黄素治疗 SAP-ALI 的潜在途径，并使用 PPARγ 激动剂罗格列酮和 PPARγ 拮抗剂 GW9662 在细胞和动物模型中验证大黄素的作用通路。

与假手术组大鼠相比，SAP 大鼠的血浆外泌体水平明显升高，蛋白质成分发生改变，并且这些外泌体倾向积聚于肺，并促进肺泡巨噬细胞向促炎型

（M1）极化以及释放更多的促炎因子（NO、TNF-α、MIP-2），进而导致肺部炎症损伤。大黄素治疗降低了 SAP 大鼠的血浆、胰腺中外泌体水平。并且大黄素治疗后的血浆外泌体在极化促炎型肺泡巨噬细胞、促进促炎因子释放等方面的能力明显弱于 SAP 大鼠血浆外泌体，其更倾向于极化更多的抗炎型肺泡巨噬细胞（M2）。蛋白组学和网络药理学结果表明，大黄素减轻 SAP 大鼠的肺损伤可能是通过影响肺泡巨噬细胞的 PPARγ 信号通路，从而抑制 NF-κB 信号通路的激活。进一步实验也证实，大黄素治疗后的血浆外泌体可以上调肺泡巨噬细胞和肺组织中的 PPARγ 表达，抑制 NF-κB 的蛋白水平，其对肺泡巨噬细胞和肺组织的 PPARγ/NF-κB 信号通路的作用可被 PPARγ 激动剂 / 拮抗剂（罗格列酮 /GW9662）放大或减弱。该研究表明，急性胰腺炎相关血浆外泌休可以靶向肺泡巨噬细胞，促使其向促炎型（M1 型）极化和分泌更多的促炎因子。大黄素可以减轻 SAP-ALI，其保护作用至少部分是通过减少胰腺炎外泌体的产生以及改变外泌体的蛋白，从而抑制肺泡巨噬细胞的活化和减轻肺部炎症。抑制胰腺炎外泌体的释放或修饰胰腺炎外周外泌体的蛋白可能是治疗 SAP-ALI 的新策略（图 1、图 2）。

课题组基于中国传统医学理论"温邪上受，首先犯肺"和临床上 SAP 先发 ALI 的发病实际，探索介导细胞间交流的外泌体在 SAP 先发 ALI 中的机制，发现 SAP 大鼠血浆外泌体数量和蛋白发生了明显变化，并且胰源性外泌体通过极化促炎型肺泡巨噬细胞，释放更多的促炎因子，从而参与介导 ALI。这为 SAP-ALI 的发生提供了研究新思路和可能的治疗靶点。

课题组根据中医温热病理论提出了"SAP 的热病观"，以及大承气汤可以通腑泄热、有效缓解 SAP-ALI 的实际，结合大承气汤中的有效成分大黄素在肺组织分布的浓度最高，尝试探索大黄素在 SAP-ALI 中的作用。研究发现大黄素可以改善 SAP 大鼠胰腺和肺组织的病理损伤，其作用一方面是通过抑制胰腺炎状态下胰源性外泌体的分泌，另一方面是通过减弱 SAP 大鼠血浆外泌体极化肺泡巨噬细胞促炎型转变的能力。其缓解 SAP-ALI 的分子机制是通过改变 SAP 大鼠血浆外泌体的 PPARγ 信号通路，间接调节 NF-κB 信号通路。

该研究阐明了大黄素治疗 SAP 的核心靶点，为研究中药复方的治疗作用提供了新的思路，也为温病理论指导下的危急重症的治疗提供了实验室证据。

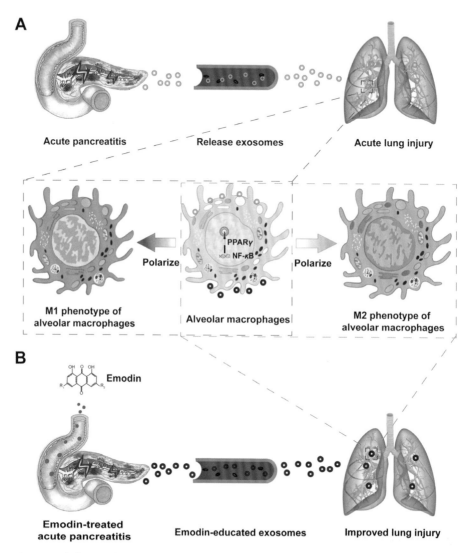

图 1 大黄素通过减少胰源性外泌体的产生和改变其内含的促炎因子，进而调控 PPARγ/NF-κB 信号通路以减少肺泡巨噬细胞促炎型极化

（A）SAP 大鼠分泌更多的血浆外泌体，这些外泌体通过 PPARγ/NF-κB 信号通路促炎极化肺泡巨噬细胞，进而参与介导急性肺损伤；（B）经过大黄素治疗后的 SAP 大鼠中的血浆外泌体，在调控 PPARγ/NF-κB 炎症信号通路和极化 M1 型肺泡巨噬细胞方面能力明显减弱，进而改善了 SAP 诱导的急性肺损伤。

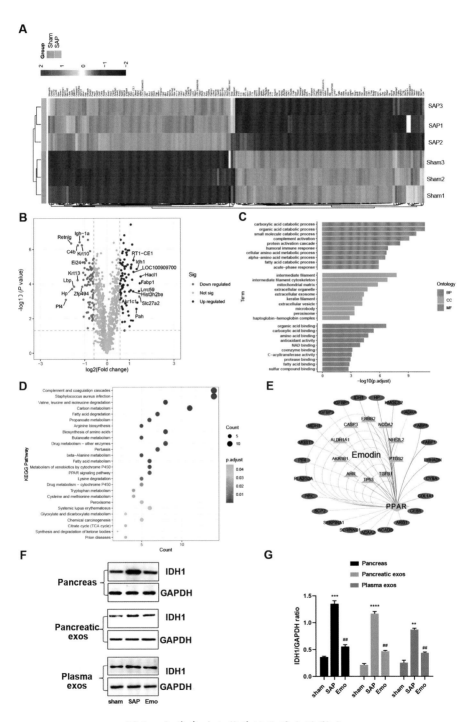

图 2　大黄素对血浆外泌体蛋白的影响

（A）假手术组（sham）和 SAP 组大鼠血浆外泌体的差异蛋白热图（ *n* = 3）；（B）sham 和 SAP 组大鼠血浆外泌体的差异蛋白火山图；sham 和 SAP 组大鼠血浆外泌体差异蛋白的 GO （C）和 KEGG（D）富集分析；（E）大黄素对 sham 和 SAP 组大鼠血浆外泌体差异蛋白的调控网络分析；（F）sham 组、SAP 组和大黄素组（Emo）大鼠胰腺组织、胰腺外泌体和血浆外泌体中 IDH1 的蛋白印迹分析；GAPDH 作为 IDH1 表达的定量分析对照（G）（ *n* = 3）。

**P < 0.01, ***P < 0.001, ****P < 0.001 vs the sham 组；##P < 0.01 vs the SAP 组。

总之，该研究充实了中医温病学的传变规律，即无论外感还是内伤，温邪上受，首先犯肺；完善了 SAP 先发 ALI 的病理机制，即 SAP 大鼠胰源性外泌体通过极化促炎型肺泡巨噬细胞，促其释放促炎因子，造成肺部炎症性变化；丰富了中药单体大黄素治疗 SAP-ALI 的作用靶点，即部分通过抑制胰源性外泌体的分泌和外泌体介导的 PPARγ/NF-κB 信号通路。

专家点评

刘续宝教授： ALI 是 SAP 常见的并发症，同时也是导致患者早期高死亡率的主要原因。中药单体大黄素在临床前 SAP 模型中证实具有缓解 ALI 的作用，然而其机制仍不清楚。该研究发现胰腺炎相关外泌体是 SAP-ALI 的重要致病因素；大黄素通过调节胰腺外泌体分泌，改变 SAP 外泌体病理性质，进而改善 SAP-ALI；大黄素通过恢复 PPARγ 信号通路、抑制 NF-κB 信号通路以及细胞因子释放，阻断胰腺外泌体介导的肺泡巨噬细胞激活，改善 SAP-ALI，揭示了外泌体在炎症相关器官损伤中具有至关重要的作用，从侧面证实抑制胰源性的外泌体和修饰血浆外泌体内容物可能成为未来治疗 SAP-ALI 的一种方向。总之，这篇论文立题新颖、论证严谨，深化了对中药大黄素及外泌体机制的认知，为开发"科学化"与"工程化"中药提供了实验基础。

**专家
点评**

刘续宝，教授，主任医师，博士研究生导师，四川大学华西医院胰腺外科学科主任。主要研究方向：胰腺外科。

王亮研究员：该研究发现 SAP 大鼠血浆外泌体水平明显升高。这些胰腺炎相关外泌体携带了不同丰度的蛋白并可以激活肺泡巨噬细胞，促进促炎因子的分泌，进而导致 ALI。研究揭示了 SAP 先发 ALI 的部分病理机制是通过携带炎症信号的外周外泌体转运，也提示我们可以在此基础上深入挖掘胰腺炎相关外泌体的特征。作为临床预测 ALI 严重程度和预后的标志物，抑或据此发展一种抗体阻断剂来减少 ALI 的发生，对于降低 SAP-ALI 的死亡率、改善预后具有重要意义。此外，该研究还发现中药单体大黄素可以有效减轻 SAP 大鼠胰腺和肺组织损伤，丰富了传统中医药的作用机制，也为基于外泌体的 SAP-ALI 的临床运用提供了方向，即可通过修饰胰腺炎外周外泌体的蛋白治疗 SAP-ALI。

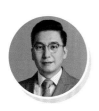

王亮，研究员，重庆绿色智能技术研究院生物医药与健康研究所。主要研究方向：单分子检测技术的开发及其在纳米医学、生命科学等领域的应用。近年主要以纳米孔为核心技术开展对癌症、艾滋病等疾病生物标志物的检测和生物分子间相互作用的分析研究。

作者心得

　　本研究关注中医药单体大黄素在重症急性胰腺炎相关急性肺损伤的作用，而 *Acta Pharmaceutica Sinica B* 是药物研究领域质量较高的期刊，主要发表药物科学各个领域（包括药理学、药物学、药物化学、药物分析和药代动力学）的最新进展和高质量综述，因此是我们投稿的第一选择。在投稿过程中，影响最大的是审稿专家都提到的图片质量问题，要求图片清晰、统计分析严谨可靠；对于一些有争议的结果，要求在讨论部分进行解释说明；同时针对大黄素抑制胰源性外泌体分泌这一结论，评审专家要求我们进一步验证。经过 10 个多月的论文修改和补充、多位审稿专家的严格评议，不断完善论文内容，论文最终顺利发表。我们也认识到，在今后科学研究过程中，要确保原始数据质量和研究结论的严谨。

　　清代医家叶天士在《温热论》中指出"温邪上受，首先犯肺"，临床上发现这与 SAP 继发胰外多个器官序贯损伤时，首先发生 ALI 的临床实际相符。基于"热病观"建立的 SAP "益活清下"的治疗方案，在防治 SAP-ALI 发生和发展中的效果得到了临床和基础研究的证实。本研究阐明 SAP 先发 ALI 的病理机制及中药单体大黄素能够部分代替母方大承气汤的作用——调控外泌体以减轻 ALI 的核心靶点和机制，推动了温病理论传承、创新及其在现代危急重症中的应用，也推进了中药的现代化进程。

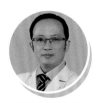

通信作者

　　唐文富，主任医师，博士研究生导师，四川大学华西医院胰腺炎中心。主要研究方向：中西医结合治疗重症急性胰腺炎、中药药动学与药效物质。

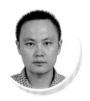

通信作者

刘敬平，研究员，博士研究
生导师，四川大学华西医院国家卫
健委移植工程与移植免疫重点实验
室。主要研究方向：疾病相关的线
粒体损伤与炎症机制、细胞代谢调
控、基于胞外囊泡的靶向治疗等。

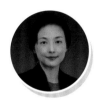

通信作者

万美华，主任医师，博士研
究生导师，四川大学华西医院胰
腺炎中心，四川大学华西空港医
院党委书记。主要研究方向：急
性胰腺炎的中西医结合治疗，中
药方剂治疗急慢性胰腺炎的策略
及机制。

第一作者

胡倩，2019级科学型博士研
究生，四川大学华西医院中西医结
合科。主要研究方向：重症急性胰
腺炎与急腹症。

参考文献

Hu Q, Yao J, Wu X, et al. Emodin Attenuates Severe Acute Pancreatitis-
associated Acute Lung Injury by Suppressing Pancreatic Exosome-mediated
Alveolar Macrophage Activation [J]. Acta Pharmaceutica Sinica B, 2022, 12
（10）: 3986-4003.

微针介导的过表达血管内皮生长因子的腺相关病毒递送促进缺血性脑卒中后血管再生和功能恢复

——缺血性脑卒中药物递送新载体

四川大学华西医院神经外科徐建国教授团队和四川大学国家生物医学材料工程技术研究中心王云兵教授团队于 2021 年 10 月在 *Journal of Controlled Release*（2020 年影响因子 9.776，在 JCR 学科类别"药理学与药剂学"276 种期刊中排名第 10 位）发表文章 *Microneedle-mediated Vascular Endothelial Growth Factor Delivery Promotes Angiogenesis and Functional Recovery after Stroke*。

目前，缺血性脑卒中仍然是全球致残率最高的疾病之一。虽然血管内皮生长因子（Vascular endothelial growth factor，VEGF）能够促进梗死区域血管再生，但传统局部注射给药导致 VEGF 在梗死区域分布不均匀，药物的局部滞留和渗透均有限，而系统给药受限于 VEGF 在血液循环中极短的半衰期，难以发挥作用。

为解决上述问题，本研究研发了一种新的颅内药物递送载体。微针是一种长度可达约 1mm 的小针阵列，可以突破组织屏障并靶向受损区域，已被证明是一种很有前途的药物、基因等递送载体。甲基丙烯酸酐化明胶（Gelatin methacryloyl，GelMA）是天然来源的改性高分子，本研究将过表达 VEGF 的腺相关病毒（Adeno-associated virus，AAV）加载到 GelMA 微针上，GelMA 水凝胶微针的多孔结构将过表达 VEGF 的 AAV 截留在微针网孔内，然后植入大脑皮层梗死区域。GelMA 微针递送药物可以确保药物精确有效输送，在梗死区域均匀分布，且侵袭性较小，并可随微针的逐渐降解而使过表达 VEGF 的 AAV 缓慢且持续地释放出来。

研究表明，在紫外光下交联不同的时间，GelMA 微针的溶胀率随交联时间的增加而降低，其降解速率则随交联时间的增加而降低。综合微针力学及降解速率结果，光交联最佳时间确定为 60 秒（图 1）。

进一步体内实验表明，加载了过表达 VEGF 的 AAV 的 GelMA 微针显著增加了梗死区域血管面积、血管长度及再生内皮细胞数量，同时提高了再生血管结构的完整性（图 2）。

总之，GelMA 微针介导的基因递送治疗为缺血性脑卒中患者开辟了新的治疗途径，也为其他的神经系统损伤提供了新的治疗方法。

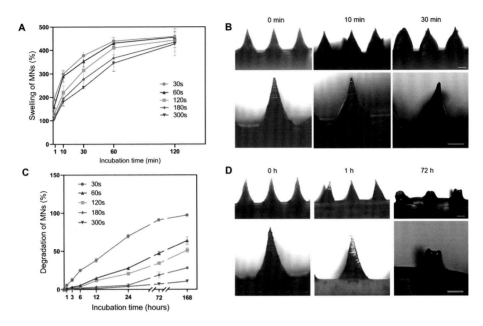

图 1　GelMA 微针的溶胀率及降解特性

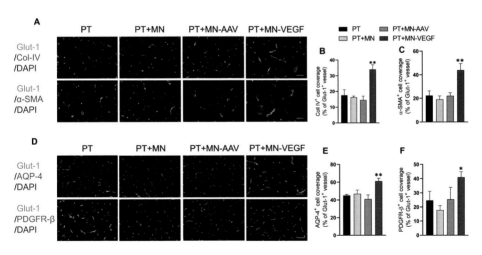

图 2　加载了过表达 VEGF 的 AAV 的 GelMA 微针提高梗死区域再生血管结构的
完整性

专家点评

　　仝爱平研究员： 脑卒中是严重危害人类健康和生命安全的常见难治性疾病，分为出血性脑卒中和缺血性脑卒中，其中缺血性脑卒中约占 85%，且近年治疗效果改善不明显。已有研究表明 VEGF 能够促进梗死区域血管再生，但是传统的局部或系统 VEGF 给药方式存在局部滞留和渗透性差、分布不均匀、半衰期短等问题，难以发挥作用。针对该难题，四川大学华西医院徐建国教授团队与四川大学国家生物医学材料工程技术研究中心王云兵教授团队合作，创新性地开发了一种微针介导的过表达 VEGF 的 AAV 载体系统，成功地将过表达 VEGF 的 AAV 精确有效地输送到梗死区域，使得 VEGF 能够在梗死区域缓慢、均匀且持续地表达释放，显著增加了梗死区域血管面积、血管长度及再生内皮细胞数量，同时也提高了再生血管结构的完整性。该研究针对人类重大疾病，综合了 AAV 载体、水凝胶微针等跨学科高新技术，创新性地开发了一种颅内蛋白类药物递送系统。与静脉给药或颅内定向注射等给药方式相比，微针可以突破组织屏障直接靶向受损区域，确保药物精确有效输送，并能够使药物在受损区域均匀分布。该递送系统将为多种疾病的治疗提供新的思路和策略，具有很强的理论意义和潜在临床转化价值。

　　仝爱平，研究员，博士研究生导师，四川大学华西医院生物治疗全国重点实验室。主要研究方向：肿瘤免疫治疗分子机理与应用开发。

作者心得

Journal of Controlled Release 为药学领域权威期刊，重点报道药物递送方面的研究，我们的研究报道了一种新的药物递送载体微针，与该期刊主题契合，故选择该期刊投稿。投稿 1 周后就被直接送审，一审周期为 2 个多月，审稿专家的意见主要集中在微针是否会引起大脑皮层的损伤以及微针的体内降解等。我们仔细向审稿专家解释了吸取液体的 GelMA 微针较柔软且微针植入时亦轻柔，损伤可忽略不计，并补充了微针体内植入和降解的实验，结果表明微针植入 7 天后已观察不到其对脑组织的损伤，并且植入 7 天后微针在体内已完全降解。此外，该期刊对图片要求较高，审稿专家要求针对不同交联时间微针的力学数据采用不同形状的曲线，而不仅仅是不同的颜色，并且每一个位移的数据都要标出误差条，实验数据需要一目了然地展现出来。

我们的研究成果能被该期刊接收，主要是由于微针作为一种新的药物递送载体，在神经系统中的应用有待探索，我们的研究具有一定新颖性；另外，血脑屏障使得药物输送到梗死区域成为一个巨大的挑战，我们采用微针克服组织屏障直接靶向梗死区域，并能够使药物在梗死区域均匀分布等，设计巧妙且恰到好处，故投稿后获得编辑和审稿专家的一致认可，在经过认真修改后被顺利接收。

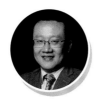

通信作者

　　徐建国，教授，主任医师，博士研究生导师，四川大学华西医院神经外科主任。主要研究方向：脑肿瘤的发生机制及免疫治疗。

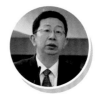

通信作者

　　王云兵，教授，博士研究生导师，四川大学国家生物医学材料工程技术研究中心主任。主要研究方向：心脑血管疾病微创介入治疗医疗器械的基础研究与产品应用开发。

第一作者

　　刘杨，博士后，四川大学华西医院烧伤整形美容外科。主要研究方向：干细胞与组织工程。

参考文献

Liu Y, Long L, Zhang F, et al. Microneedle-mediated Vascular Endothelial Growth Factor Delivery Promotes Angiogenesis and Functional Recovery after Stroke〔J〕. Journal of Controlled Release，2021，338：610-622.

Pd 单原子卟啉配位聚合物仿酶制剂联合声/光动力疗法在恶性黑色素瘤治疗中的应用

——医工结合助力高效治疗恶性黑色素瘤

四川大学华西医院超声医学科邱逦教授团队于 2021 年 5 月在 *Advanced Materials*（2020 年影响因子 30.849，在 JCR 学科类别"材料学"334 种期刊中排名第 9 位）发表封面文章 *Pd-single-atom Coordinated Biocatalysts for Chem-/Sono-/Photo-trimodal Tumor Therapies*。

　　恶性黑色素瘤（Malignant melanoma，MM）严重威胁人类健康，其具有复杂性、多样性及异质性，仅以单一治疗模式难以达到预期治疗效果。该病现已成为临床肿瘤治疗中待攻克的难点。因此，寻找具有多模式治疗方案的综合治疗策略是改善当前抗肿瘤效果的重要研究方向。然而，构建形貌均一、尺寸较小的制剂，高效地将化动力治疗、声动力治疗、光动力治疗结合起来实现三模态治疗仍然是一个巨大的挑战。

　　近年来，众多相关研究是基于羧基的卟啉－金属配位结构来开展的。然而，这种结构 π-d 共轭体系较弱，电子的 π-d 离域效应较低，电导率不高，而且化学稳定性也较差。这些因素最终可能导致声/光动力治疗的生物催化活性低于金属-N 配位结构，能量转换效率不足。然而，目前合成的卟啉基金属-N 配位结构通常是微米尺度的块状材料，其金属原子利用率、选择性和催化活性较低，在催化领域应用受限。而具有原子级分散金属活性位点的单原子催化剂，因其具有较高的金属原子利用率、选择性和催化活性等优点，在催化领域取得了突破性进展。

　　本研究利用 5，10，15，20- 四（4- 吡啶基）卟啉和含吡啶氮的物质为配位体，Pd 金属为连结点，通过自组装反应形成聚合物纳米球，如图 1 所示。然后通过扫描电子显微镜（Scanning electron microscope，SEM）、透射电子显微镜（Transmission electron microscope，TEM）、高分辨透射电子显微镜（High resolution transmission electron microscope，HRTEM）、高角环形暗场扫描透射电子显微镜（High-angle annular dark field-scanning transmission electron microscope，HAADF-STEM）、能量色散光谱（Energy dispersive spectroscopy，EDS）元素能谱、X 射线衍射（X-ray diffraction，XRD）、X 射线光电子能谱（X-ray photoelectron spectroscopy，XPS）及 X 射线吸收谱（X-ray absorption spectroscopy，XAS）进行了形貌及化学结构分析，证明了该仿酶制剂是由原子级的 Pd-N 配位网络组成，且其催化活性中心是 PdN_2Cl_2 结构。随后验证其高效的仿酶催化性能，阐明其催化机制，如图 2 所示。其中，图 2a-f 证明该仿酶制剂具有类过氧化物酶（Peroxidase，POD）活

性，且在超声及光照作用下，该酶活性会增加（图2g-h），同时，该仿酶制剂还具有良好的声动力治疗及光动力治疗效果（图2i-l）。本研究还进一步开展体内外实验，证明了Pd单原子卟啉配位聚合物仿酶制剂的三模态协同治疗具有优良的恶性黑色素瘤治疗效果（图3），肿瘤细胞凋亡率及抑瘤率可超过90%。

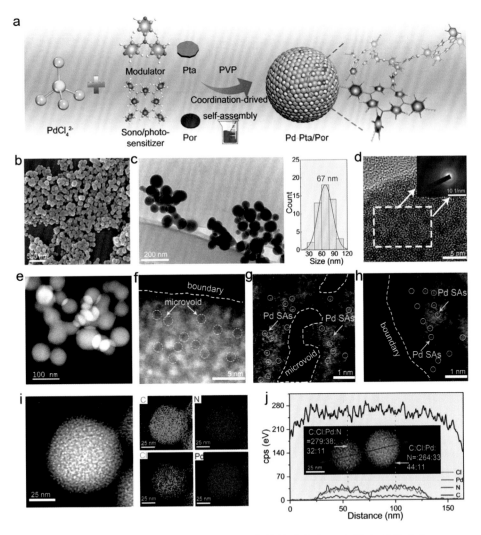

图1　Pd单原子卟啉配位聚合物仿酶制剂的合成示意图和形貌表征

综上所述，本研究制备了一种 Pd 单原子卟啉配位聚合物仿酶制剂，其具有高效单原子催化位点和三模态协同治疗肿瘤的效果，肿瘤细胞凋亡率及抑瘤率可达到 90% 以上，为三模态协同治疗肿瘤的配位聚合物仿生催化剂的设计开拓了道路。

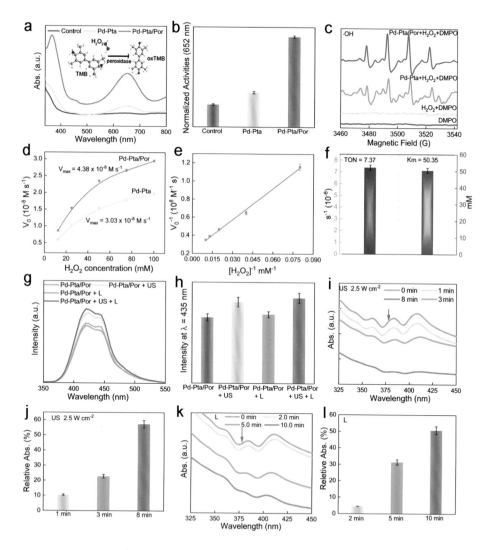

图 2　Pd 单原子卟啉配位聚合物仿酶制剂的仿酶催化性能验证

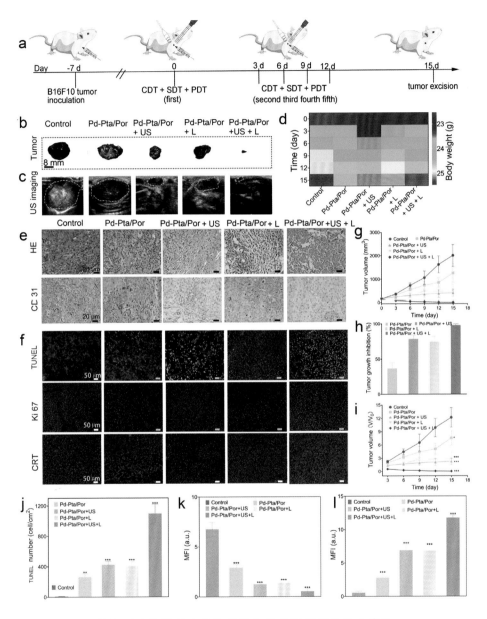

图 3　Pd 单原子卟啉配位聚合物仿酶制剂的体内实验

专家点评

　　叶玲教授：本研究立足于恶性黑色素瘤临床治疗困难的实际，旨在探索高效治疗恶性黑色素瘤的方法。本研究中，作者利用5,10,15,20-四（4-吡啶基）卟啉和含吡啶氮的物质为配位体，Pd金属为连结点，通过自组装反应形成聚合物纳米球，阐明了其高效催化机制，并通过体内外实验验证了三模态协同治疗具有高效的抗肿瘤效果。尽管本研究所制备的Pd单原子卟啉配位聚合物仿酶制剂还需在后续转化研究中继续验证，但其仍为恶性黑色素瘤患者的治疗提供了一种新思路，为三模态协同治疗肿瘤的配位聚合物仿酶制化剂的设计开拓了道路。

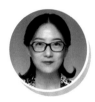

　　叶玲，教授，博士研究生导师，四川大学党委常委、副校长，四川大学华西口腔医院院长。主要研究方向：牙体牙髓病学。

作者心得

　　作为一个主要方向为临床医学研究，兼顾基础医学研究的科研团队，将该研究结果发表于材料学领域著名期刊 *Advanced Materials*，实属不易。该期刊对文章的创新性、完整性要求非常高。本研究选题来源于临床需求，旨在探索高效治疗恶性黑色素瘤的方法。本文历经两轮修改，一审历时4周左右，多名审稿专家给出了极具建设性的意见，对论文的观点较为认可。我们针对审稿专家的意见，重新查阅相关文献并补充实验数据，最终得到了审稿专家的一致认可。于是二审周期较短，2周左右就给出了接收意见。

作者心得

该期刊对图片要求较高，对一些不够清晰的图让重新修改直到质量足够高。该文被接收后约5天即在线发表，整体来看该期刊对创新性和实验设计较为看重，也特别关注学科交叉的研究。

通信作者

邱逦，教授，主任医师，博士研究生导师，四川大学华西医院超声医学科主任。主要研究方向：超声医学诊疗疾病。

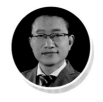

共同通信作者

程冲，特聘研究员，博士研究生导师，四川大学高分子科学与工程学院。在国内较早开展高分子人造酶材料研究工作。

第一作者

杜方雪，2019级专业型博士研究生，四川大学华西医院超声医学科。主要研究方向：声动力治疗肿瘤。

共同第一作者

刘路畅，2019级专业型硕士研究生，四川大学高分子科学与工程学院。主要研究方向：配位聚合物功能材料。

参考文献

Du F, Liu L, Wu Z, et al. Pd-single-atom Coordinated Biocatalysts for Chem-/Sono-/Photo-trimodal Tumor Therapies［J］. Advanced Materials，2021，33（29）：2101095.

椎间盘细胞中新的生物标记物
及椎间盘干细胞存在的证据

——单细胞技术诠释椎间盘细胞图谱

四川大学华西医院骨科宋跃明、刘立岷教授团队于 2021 年 3 月在 *Osteoarthritis and Cartilage*（2020 年影响因子 6.576，在 JCR 学科类别"骨学"82 种期刊中排名第 2 位）发表文章 *Novel Biomarkers of Intervertebral Disc Cells and Evidence of Stem Cells in the Intervertebral Disc*。

椎间盘（Intervertebral disc，IVD）是脊柱连接的关键部位，也是腰椎退行性疾病的多发部位。IVD 由髓核（Nucleus pulposus，NP）和纤维环（Annulus fibrosus，AF）组成。NP 是 IVD 重要的组成部分之一。NP 细胞源于胚胎脊索，由亲水性蛋白多糖组成。NP 主要由 II 型胶原（占胶原总量的80%）和与 II 型纤维表面相关的其他胶原（V、VI、IX、XII）组成。NP 细胞的作用一般被认为是可以分散脊柱承受的纵向压力，将其向四周分散。AF 细胞源于近轴中胚层，AF 是 NP 周围的一层纤维环形组织。当脊柱承受压缩负荷时，AF 可限制 NP 活动以防止其突出。此外，AF 中细胞类型和细胞外基质的成分构成存在一个梯度比变化。AF 大致可以分为外纤维环（Outer annulus fibrosus，OAF）和内纤维环（Inner annulus fibrosus，IAF）两个不同的区域。OAF 由组织密度高、高组织性的胶原板层网络构成；而 IAF 组织密度低，缺乏 OAF 的高组织性。

IVD 的解剖结构虽然清楚，但细胞的分子特征仍需进一步研究。最早，研究人员发现 IVD 中充满了大量的结构大分子，如 I 型胶原、II 型胶原和糖胺聚糖。NP 区主要以 II 型胶原为主，AF 区主要以 I 型胶原为主。随着检测方法的发展，研究人员发现 NP 细胞形态和细胞表型与软骨细胞相似，例如，*Col2a*1、*Sox*9 等基因在 NP 细胞和软骨细胞中均有高表达，多糖蛋白也是 IVD 细胞的主要细胞外基质成分。因此，一些学者将 NP 细胞归类为软骨细胞。然而，随着全基因组、mRNA、微阵列测序等基因测序技术的发展，研究人员发现 NP 细胞与软骨细胞之间存在很大的异质性，包括许多独特的基因标记物，甚至可能存在一些异质性的细胞群。例如，角蛋白（Krt）家族基因的 3 个成员，包括 *Krt*8、*Krt*18 和 *Krt*19，最近被认为可能是 NP 细胞区别于软骨细胞的标记基因。此外，NP 祖/干细胞群是否存在，也成为 NP 是否可以进行自我修复的关键，是 IVD 再生领域一个急需解决的问题。因此，识别 IVD 细胞群独特的生物标记物是医学领域正在进行的重点探索，这对于今后修复 IVD 治疗策略的选择至关重要。

一般的基因测序技术在 IVD 细胞研究中的应用仅限于对大量细胞群落的

分析，往往会忽略单个细胞的异质性。然而，本研究采用高精度单细胞测序技术对大鼠 IVD 中的每个细胞进行分析和分组。

　　本研究全面描述了 IVD 细胞的基因表达，清楚地显示了大鼠 IVD 细胞的异质性。研究者检测了野生型 SD 大鼠 IVD 细胞的 RNA 序列，验证了以往经典基因表型的特异性，并根据经典基因标记物将 IVD 细胞分为 5 个群：髓核细胞群、内纤维环细胞群、外纤维环细胞群、类干细胞群及其他细胞群（图 1）。

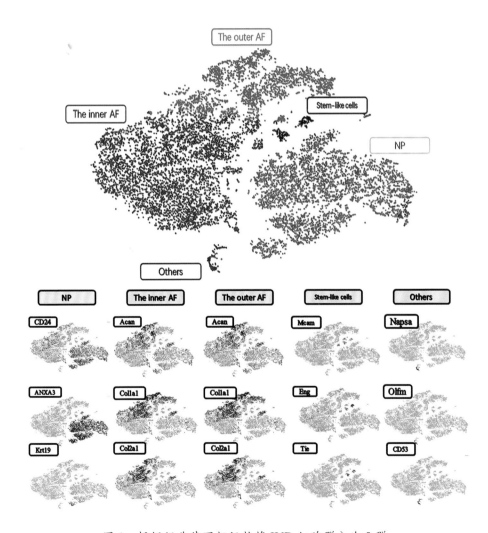

图 1　根据经典基因标记物将 IVD 细胞群分为 5 群

在 IVD 细胞经典分群的基础上，本研究提出了 IVD 细胞群新的基因标记物，更详细地描述了 IVD 的细胞类型，并通过评估集群之间高度可变的基因来识别新的细胞特异性标记物。本研究旨在为 IVD 细胞群提供新的细胞特异性标记物。本研究确定了每个细胞组中表达的高度特异性标记基因。这些基因并非 IVD 所特有，提示这些新的基因靶点可能对今后 IVD 相关疾病的治疗具有重要意义。例如，AF 细胞群被分为四个子群。根据之前得到的 t-SNE 图，作者认为亚群 1 和 2 是 IAF 细胞的亚群，而亚群 3 和 4 是 OAF 细胞的亚群。如图 2 所示，关键基因的表达区分了这些子簇。有趣的是，亚群 1 中高表达的基因与炎症和免疫反应密切相关。例如，*Bpifa2f* 和 *Bpifb*1 基因与免疫相关，矩阵蛋白（Mgp）基因与钙化有关，而 Mmp3 与 Mmp13 基质金属蛋白酶家族的基因，通常在退变细胞中高表达。对于亚群 2、3、4 的细胞，本研究提供了更详细的基因热图。

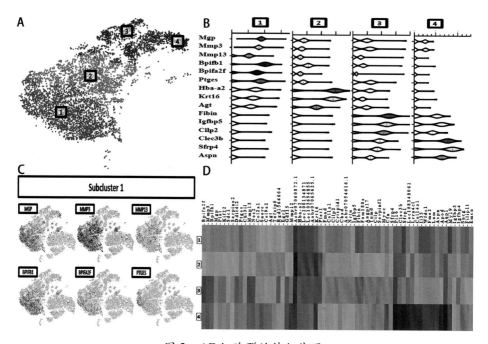

图 2　AF 细胞群的特征基因

该研究也用同样的方法分析了 NP 细胞的亚群，但是 NP 细胞亚群的异质性并不明显，只鉴定出两个 NP 细胞亚群（图 3）。其中，在亚群 1 中高表

达的 *Plet*1 基因表达产物是滋养干细胞的一种细胞表面蛋白，而 *Ucp*2 基因表达产物是维持软骨细胞表型的重要成分。这两个高表达的标记基因表明亚群 1 的功能与 NP 细胞的多向分化和保持软骨样表型有关。因此，作者将亚群 1 命名为 NP 修复细胞群。而 *Ccl*9、*Slfn*2、*Icam*1 等在亚群 2 中特异表达的基因在既往研究中已被证实与免疫和炎症反应密切相关，因此作者将亚群 2 命名为 NP 免疫功能细胞群。

除了提供更准确的 IVD 细胞分群和明确其标记基因，本研究还通过追踪干细胞的基因标记物在 IVD 细胞中定义了一个异质性的细胞群，这些标记物是干细胞的典型高表达细胞表面标记物，如 *Eng* 和 *Mcam*。这意味着这个异质细胞群很可能是研究人员推测存在于 IVD 中的 NP 祖细胞群，作者将其定义为类干细胞群。这表明在成熟的 IVD 中有一组类干细胞，这些细胞可以分化成 IVD 细胞，负责 IVD 的日常修复。然而，这些细胞是否会随着年龄的增长而消失，是否能被药物精确控制，尚需进一步研究。

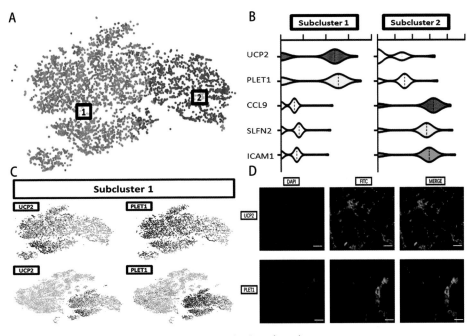

图 3 NP 细胞群的特征基因

专家点评

刘浩教授：一般基因测序技术在 IVD 细胞研究中的应用仅限于对大量细胞群落的分析，本研究采用高精度单细胞测序技术对大鼠 IVD 中的每个细胞进行分析和分组。该研究全面描述了 IVD 细胞的基因表达，清楚地显示了大鼠 IVD 细胞群的异质性。该研究除建立了 IVD 细胞的精确图谱外，还提出了 IVD 细胞的全新基因标记物，更加精确地解释了大鼠 IVD 细胞的多相细胞群的存在。通过对多功能干细胞的特征基因追踪，该研究将一组异质细胞群定义为类干细胞群。该研究有助于提高对大鼠 IVD 细胞基因标记物的认识，并为 IVD 中可能存在的间充质干细胞提供证据，对今后人类再生医学和组织工程的研究具有指导意义。

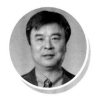

刘浩，教授，主任医师，博士研究生导师，四川大学华西医院骨科学科主任。主要研究方向：脊柱非融合技术、椎间盘退变性疾病、脊柱内固定技术等。

作者心得

Osteoarthritis and Cartilage 是骨科学领域权威期刊，倾向于接受骨科基础相关研究。本研究通过单细胞测序技术描述 IVD 细胞图谱，充分符合期刊收稿要求。但该期刊审稿时间较长，初审时间接近 4 个月，图片要求质量较高及不能超过 5 张，初审前须严格按照投稿指南准备，如连续标注稿件的行号及页码。该期刊会邀请 3 位

审稿专家，修改意见集中在数据中图片清晰度及对干细胞研究证据
的补充，通过逐个问题回复及清晰标注修改内容后，终于被接收。
本研究有幸能够发表得益于良好的选题与研究手段的创新。基础研
究的相关投稿需要长时间的等待与耐心，切不可急躁。

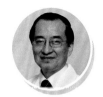

共同作者

宋跃明，教授，博士研究生导师，四川大学华西医院骨科学科主任。主
要研究方向：脊柱畸形发病机制与治疗、脊柱融合器。

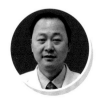

共同通信作者

刘立岷，教授，主任医师，博
士研究生导师，四川大学华西医院
骨科。主要研究方向：脊柱畸形的
基础与临床、脊柱外科人工智能、
生物材料治疗椎间盘疾病、脊柱退
变机制。

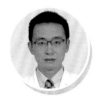

共同通信作者

丰干钧，主任医师，博士研究
生导师，四川大学华西医院骨科。
主要研究方向：智能生物材料及基
因治疗再生退变椎间盘组织。

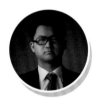

第一作者

王竞成，硕士研究生，四川大学华西医院骨科。主要研究方向：椎间盘退变分子机制及生物治疗策略。

参考文献

Wang J，Huang Y，Huang L，et al. Novel Biomarkers of Intervertebral Disc Cells and Evidence of Stem Cells in the Intervertebral Disc［J］. Osteoarthritis and Cartilage，2021，29（3）：389-401.

多组学揭示人神经干细胞到
恶性胶质瘤的癌变路径

——恶性脑瘤的发生机制和早期干预策略

四川大学华西医院生物治疗全国重点实验室汪源、陈路、张燕团队于 2021 年 1 月在 *Cell Research*（2020 年影响因子 25.617，在 JCR 学科类别"分子生物学"195 种期刊中排名第 8 位）发表文章 *Sequential Fate-switches in Stem-like Cells Drive the Tumorigenic Trajectory from Human Neural Stem Cells to Malignant Glioma*。

胶质母细胞瘤（Glioblastoma，GBM）是发病率和致死率最高的原发性脑肿瘤，具有高度异质性和放化疗抗性，治疗后中位生存期仅为 15 个月。GBM 预后极差的一个重要原因是缺乏有效的早期诊断和干预手段。超过 90% 的 GBM 属于原发型 GBM（Primary GBM），诊断时已是终末期，临床上观测不到癌前病变或低等级肿瘤，但基因组数据推算在确诊前 2 ~ 7 年 GBM 起源细胞就已开始发生恶性转变。Luis Parada 和 Sheila Alcantara Llaguno、Yuan Zhu 和汪源、Hui Zong 和刘冲等团队通过多种转基因小鼠模型证明，GBM 最可能的起源细胞是侧脑室下区（Subventricular zone，SVZ）神经干细胞（Neural stem cell，NSC）和脑实质中广泛存在的少突胶质细胞前体（Oligodendrocyte precursor cell，OPC）。2018 年的一项研究发现，GBM 患者 SVZ 细胞存在低水平驱动突变，突变类型与远端肿瘤细胞一致，进一步支持了从人神经干细胞（Human NSC，hNSC）到 GBM 的演化路径。但 hNSC 在肿瘤发生进程中如何动态演化形成高度异质的 GBM 长期处于"黑盒子"状态，也不清楚是否存在一个时间窗口可以对 GBM 进行早期诊断和预防性治疗。

由于关注的是肿瘤形成前的生物学过程，此方面研究面临两方面技术挑战。首先，与结直肠癌等易于进行早期取样的肿瘤不同，原发型 GBM 在临床上无法观测到早期病变，难以获得早期样本进行分析。其次是缺乏理想的临床前动物模型。胶质瘤领域内广泛应用的患者源异种移植（Patient-derived xenograft，PDX）模型（包括胶质瘤干细胞移植模型）反映的是终末期肿瘤的性质，而现有的 GBM 转基因小鼠模型，由于存在人鼠肿瘤差异及成瘤位置的不确定性，对于模拟和分析 GBM 成瘤路径也不够理想。

在本研究中，作者通过编辑敲除 hNSC 中 GBM 相关抑癌基因，成功构建了多个高成瘤率的恶性胶质瘤新模型。这些模型很好地模拟了患者 GBM 的病理和分子特征。通过多组学时序分析，作者在多时间点、多层次、单细胞精度揭示了 hNSC 在体内发生恶性转化形成肿瘤的全景图谱，确立了时间点特异的动态转录调控机制，发现了一系列新的潜在促瘤因子并对其中的 *C1QL1* 进行了功能验证。通过构建肿瘤发生树和谱系追踪实验，作者发现了一种在成瘤过程中持续存在的 NSC 样细胞，其在成瘤过程中发生多次命运转变，分时、依序产生不同的恶性谱系。在早期关键时间点针对这些细胞进行短时程靶向干预即可有效抑制肿瘤发生，证明存在潜在早期诊疗时间窗口。

hNSC 源恶性胶质瘤新模型

本研究使用了一株可在多西环素诱导下稳定表达 Cas9 的人胚胎干细胞系 iCas9-Hues8，将其向神经谱系诱导分化，建立了 iCas9 hNSC 细胞系。随后利用基因编辑在 iCas9 hNSC 中引入不同的 GBM 驱动突变组合和谱系追踪标记 mCherry，再进行原位移植，构建了多种原位原发的恶性胶质瘤新模型。此类模型基因编辑效率很高，可以一次性引入多个驱动突变，不需要进行单克隆筛选即可形成肿瘤。其中，*TP*53/*NF*1 双突变组合（TN 组）恶性成瘤率为 94%，*TP*53/*NF*1/*PTEN* 突变组合（TNP 组）恶性成瘤率为 100%。终末期肿瘤大范围侵袭包括小鼠 SVZ 在内的双侧脑区，很好地模拟了 GBM 的病理特征（图 1）。组织转录组和单细胞转录组分析表明，TN 组和 TNP 组肿瘤在转录水平方面也模拟了 GBM 的分子特征和异质性。

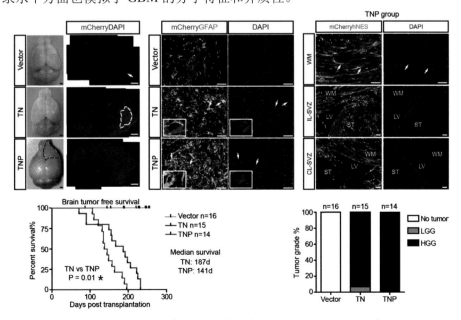

图 1   TN 组和 TNP 组 hNSC 在体内具有较高恶性成瘤率，且病理高度模拟 GBM

hNSC 正常分化和癌化的重要分歧点

为重建 hNSC 到恶性胶质瘤的成瘤路径，本研究在肿瘤进程中的 4 个时间点（T0：起始；T1：移植后 1 个月；T2：移植后 2 个月；End/End_SVZ：终末肿瘤和肿瘤侵袭 SVZ）进行多个体取样，用于全外显子组、组织转录组和单细胞转录组测序，并在平行时间点收集了对照 hNSC 移植组数据。本研究首先通过组织转录组分析拟合了对照 hNSC 的正常分化轨迹和突变 hNSC 的癌化轨迹，发现 T2 期是两条轨迹的重要分歧点，大量胶质瘤相关基因在此时间点爆发式差异表达（图 2）。组织切片染色结果也表明，T2 期 TNP 组细胞虽未形成终末肿瘤，却相较 T1 期表现出更为明显的恶性特征。

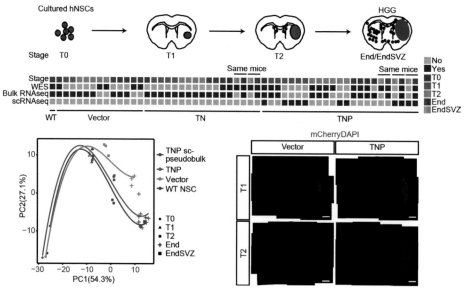

图 2　多组学分析显示 T2 期是 hNSC 的正常分化轨迹和突变 hNSC 癌化轨迹的重要分歧点

NSC 样细胞的命运转变推动肿瘤进程

本研究进一步通过单细胞转录组分析构建了肿瘤发生树，发现了一群在肿瘤进程中持续存在、保持增殖的 NSC 样亚群。这些细胞在肿瘤发生树的分布提示其在成瘤过程中发生了多次命运改变，分时、依序产生神经元样

（Neuron-like）、星形胶质细胞样（AC-like）和少突胶质细胞样（OC-like）
细胞。三个时间段的 BrdU 体内谱系追踪实验证实了这些细胞的存在及其命运
转变（图 3a）。有意思的是，各时间点全外显子组测序并未发现克隆水平的
额外驱动突变或细胞命运调控因子突变，证明 hNSC 在获得所有必须的驱动
突变后还需要经过复杂的命运决定机制才能形成肿瘤，其命运转变可能与体
内微环境诱导的表观遗传改变有关，提示命运决定因子和驱动基因协同促进
肿瘤发生。对 GBM 患者样本单细胞数据分析表明，GBM 患者样本中也存在
NSC 样细胞，不同 GBM 患者样本的 NSC 样细胞分别表现出 T1 期、T2 期、
T2 期和 End 期特征，证明了前述发现的临床相关性。

早期短时程靶向干预可以阻断 hNSC 的成瘤路径

本研究通过拟时分析追踪了 NSC 样细胞在成瘤过程中的分子演进并与发
育期人脑海马单细胞数据进行比较，发现了时间点特异的肿瘤发生调控网络
和一系列新的潜在促瘤因子如 C1QL1，并通过体外细胞实验和体内成瘤实验
证明过表达 C1QL1 可以促进肿瘤形成。本研究进一步针对 NSC 样细胞成瘤
过程中持续上调的 AP-1 基因，使用一种已进入临床 II 期的特异性靶向抑制剂
T5224，在 3 个时间点对小鼠进行预防性给药 10 天，发现早期而非后期短时
程靶向干预可以有效抑制胶质瘤发生并显著延长小鼠生存期，证明存在潜在
的早期诊疗时间窗口（图 3b）。

总的来说，该研究确立了新的高效建模方法，并以此为基础全景式展示
了从 hNSC 到恶性胶质瘤的癌变路径和细胞分子图谱，对理解 GBM 发病机制
和异质性形成原理，并在此基础上制定临床早期诊疗策略具有重要意义。

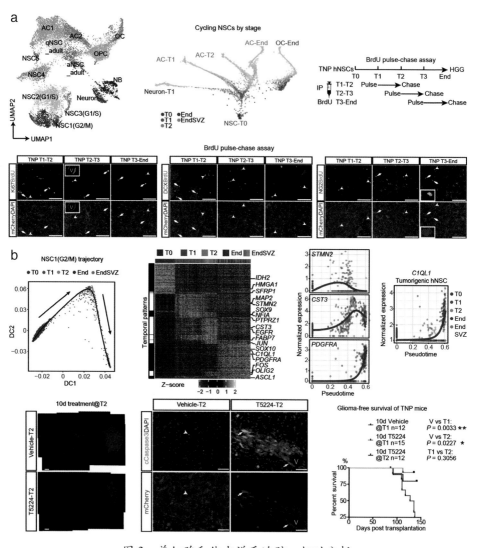

图 3　单细胞和体内谱系追踪、拟时分析

a. 单细胞和体内谱系追踪发现并证实在肿瘤进程中持续存在、保持增殖的 NSC 样细胞；

b. 拟时分析揭示 NSC 样细胞成瘤过程中特异的肿瘤发生调控网络，并通过体外细胞实验

和体内成瘤实验证明 $C1QL1$ 的促瘤作用

**专家
点评**

  刘冲研究员：GBM 作为中枢神经系统最为常见的恶性肿瘤，预后差，临床上目前没有有效的治疗手段。针对 GBM 治疗的挑战来自其高度异质性。近年来 GBM 领域逐渐认识到解析 GBM 发病机制和演化规律对于早期诊治、早期治疗至关重要。然而，尽管动物模型具有模拟肿瘤发生过程的优势，但种属差异导致其无法完全重现人源细胞体内癌变过程。并且基于干细胞的体外类器官肿瘤模型虽可部分模拟体外肿瘤发生，但缺少体内复杂微环境，无法完全重现体内肿瘤特征。

  汪源团队联合陈路团队、张燕团队，成功发展基于小鼠和人源胚胎细胞分化的 NSC 作为起源的"嵌合体"人 GBM 发生的体内模型，并针对 *TP53/NF*1 和 *TP53/NF*1*/PTEN* 作为驱动突变的 GBM 演化路径进行了解析。这是首次在体内模拟并追踪突变 hNSC 癌变路径，对于 GBM 致病机制的研究具有重要意义。该系统具有很强的扩展性，一方面可用于产生不同突变类型 NSC 以模拟各种突变产生 GBM 过程，另一方面可通过改造受体小鼠研究肿瘤细胞与特殊免疫互相作用等重要问题。总体来说，该研究拓展了现有 GBM 发生模型工具范围，具有广泛的应用前景。

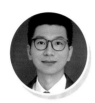

    刘冲，研究员，浙江大学。主要研究方向：神经系统肿瘤基础与临床转化。

作者心得

  Cell Research 是细胞生物学领域国际顶尖期刊，也是中国大力发展的国产领军期刊，影响因子已超过 *Nature* 和 *Cell* 旗下多个高端子刊，标准和要求都非常高。本文在投稿前进行了前期调查，*Cell Research* 的主编李党生教授提出了非常中肯的意见和建议（甚至精细到论文中的语法/格式错误），并邀请我们正式投稿。送审后3位审稿专家意见都比较正面，但其中一位外审专家提出了10多条修改意见，其中包括耗时很长的谱系追踪实验。我们花了3个月完成修改，论文最终被接收。作为2016年9月成立的新研究团队，我们建立研究体系、培养学生花了很多时间，这是我们第一个有分量的成果。感谢四川大学华西医院生物治疗全国重点实验室一直以来给予我们的耐心和支持，让我们能沉下心开展长期课题，探索重要的科学问题。

通信作者

共同通信作者

  汪源，研究员，博士研究生导师，四川大学华西医院生物治疗全国重点实验室，四川大学华西医院神经内科、神经外科首席研究员。主要研究方向：以多种转基因和异种移植小鼠模型为基础，研究神经干细胞分化和癌化的命运决定机制，探索预防和治疗神经发育缺陷和胶质瘤的新方案。

  陈路，研究员，博士研究生导师，四川大学华西第二医院疾病基因转录剪切调控实验室主任，四川大学华西医院生物治疗全国重点实验室。主要研究方向：选择性剪接在造血干细胞分化、癌症发生和多层面组学等领域中的应用，揭示癌症、血液病、自身免疫性等疾病的发病机制。

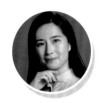

共同通信作者

张燕，研究员，四川大学华西医院生物治疗全国重点实验室、四川大学华西医院国家老年疾病临床医学研究中心。主要研究方向：运用遗传学、基因组学、细胞生物学、生物化学与分子生物学等多种手段，以多种基因敲除或转基因秀丽隐杆线虫及异种移植小鼠模型为基础，研究衰老及衰老相关疾病发生发展的分子机制和药物治疗靶点。

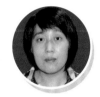

共同第一作者

王晓飞，博士研究生，四川大学华西医院生物治疗全国重点实验室。

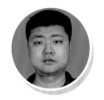

共同第一作者

周冉，博士研究生，四川大学华西医院生物治疗全国重点实验室。

参考文献

Wang X, Zhou R, Xiong Y, et al. Sequential Fate-switches in Stem-like Cells Drive the Tumorigenic Trajectory from Human Neural Stem Cells to Malignant Glioma ［J］. Cell Research, 2021, 31（6）：684-702.

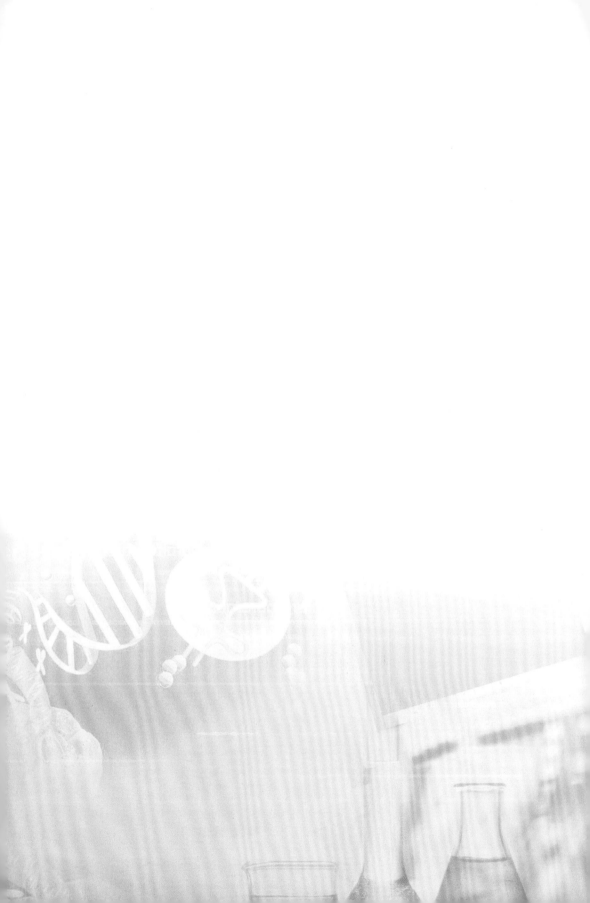

支链氨基酸代谢障碍抑制葡萄糖代谢加重心肌缺血再灌注损伤

——BCAAs 调控心肌应激响应的代谢机制

四川大学华西医院线粒体与代谢医学研究室、麻醉与危重急救研究室、麻醉手术中心李涛教授于 2017 年 2 月在 *Cell Metabolism*（2016 年影响因子 27.287，在 JCR 学科类别"内分泌与代谢"138 种期刊中排名第 3 位、"细胞生物学"190 种期刊中排名第 7 位）发表封面文章 *Defective Branched-chain Amino Acid Catabolism Disrupts Glucose Metabolism and Sensitizes the Heart to Ischemia-Reperfusion Injury*。

　　支链氨基酸（Branched-chain amino acids，BCAAs）包括亮氨酸、异亮氨酸和缬氨酸，是人体必需氨基酸。体内 BCAAs 稳态主要受蛋白周转速率、BCAAs 摄入和分解代谢调控。支链 α-酮酸脱氢酶（BCKDH）是 BCAAs 代谢的关键限速酶，其活性受线粒体内的丝氨酸/苏氨酸蛋白酶（PP2Cm）调控。已有研究发现，*PP2Cm* 基因缺失可引起 BCAAs 代谢障碍，增加氧化应激，导致斑马鱼心脏和神经发育异常。

　　心脏是高耗能器官，其能量代谢是维持正常生理功能的基础。心肌能量底物代谢，特别是葡萄糖、脂肪酸代谢异常，被认为是重要的致病机制。目前对氨基酸代谢在心血管疾病中的作用还知之甚少，大量证据显示，体循环 BCAAs 和相关代谢物水平与胰岛素抵抗和心血管疾病风险密切相关。另外，BCAAs 也被广泛用于提升运动功能，并有研究显示其对中年动物的线粒体呼吸有改善作用。这些矛盾现象背后的分子机制，目前还并不清楚。

　　李涛教授与美国华盛顿大学西雅图分校田蓉教授团队合作，基于一种 BCAAs 代谢障碍的 *PP2Cm* 敲除小鼠（KO），通过碳 13-核磁共振（^{13}C-NMR）稳定同位素分析，证实其 KO 心脏葡萄糖氧化利用水平比野生型小鼠（WT）减少 50%，并伴随脂肪酸代谢水平的增加。外源性补充 BCAAs 可进一步抑制心脏葡萄糖氧化水平和糖原合成。为探明上述作用是否与葡萄糖摄入减少有关，本研究以 2-脱氧葡萄糖为标记物，结合磷 32-核磁共振（^{32}P-NMR）图谱扫描，证实 KO 心脏葡萄糖摄取率显著下降，但这种抑制作用并非是胰岛素信号通路受损所致。

　　机制学研究结果显示，BCAAs 代谢障碍的 KO 小鼠，心肌线粒体形态和丰度正常，而丙酮酸盐激发的线粒体复合体Ⅰ氧耗率与呼吸控制率均显著下降。进一步研究发现，BCAAs 急性暴露也会导致丙酮酸盐激发的Ⅲ态呼吸下降 30%。有趣的是，当使用其他非碳水化合物来源的能量底物，如谷氨酰胺、棕榈酰肉碱，KO 或 BCAAs 暴露并不会抑制线粒体呼吸，表明 KO 线粒体选择性抑制丙酮酸盐利用（图 1）。

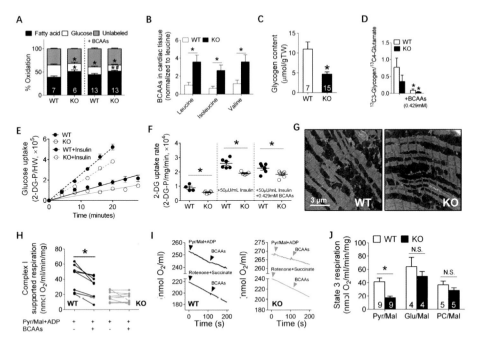

图 1　代谢障碍抑制心脏葡萄糖代谢是通过抑制心肌线粒体丙酮酸盐的利用

　　丙酮酸脱氢酶（Pyruvate dehydrogenase，PDH）是调控丙酮酸盐在线粒体内代谢的关键酶。研究者发现 KO 心脏 PDH 活性与 PDH 流量比（V_{PDH}/V_{TCA}）下调，提示 BCAAs 可能对 PDH 有直接抑制作用。为证实这一结论，本研究将纯化的 PDH 与 BCAAs 共孵育，发现 BCAAs 可直接抑制 PDH 活性，且呈剂量相关性。而其他疏水性氨基酸如丙氨酸及 BCAAs 代谢的首个代谢物支链 α- 酮酸（BCKAs），均未发现有类似抑制作用。

　　现有文献报道，PDH 活性主要受磷酸化修饰调控。本研究并未发现 KO 心脏 PDH 磷酸化水平有异常，PDH 磷酸酶、PDH 激酶和丙酮酸盐转运体的 mRNA 水平也均正常，表明 KO 心脏 PDH 活性下降与磷酸化修饰无关。然而，PDH 的 O- 糖基化修饰（O-glcNAcylation）水平明显下调，且该修饰主要集中在 E2 和 E3/E3bp 亚基。值得注意的是，将 KO 心脏组织与糖基化修饰底物尿苷二磷酸 N- 乙酰氨基葡萄糖共孵育，即可将 PDH 活性恢复到 WT 水平。进一步，促进糖基化修饰也可钝化 BCAAs 对 PDH 活性的抑制作用。上述结果表明，BCAAs 代谢障碍抑制心肌 PDH 糖基化修饰和活性。

尽管 KO 小鼠心脏的葡萄糖代谢水平显著下降，其正常状态下的心脏功能并无异常，也无心肌肥厚和纤维化等病理改变。接下来，本研究试图探明 BCAAs 代谢障碍是否会影响心脏对应激的反应。离体心脏缺血再灌注损伤实验通过 25 分钟低灌注（1% 基线水平）和 40 分钟再灌注实施。结果显示，KO 心脏的左室舒张压在缺血期和再灌注期显著升高，且收缩功能基本上无法恢复。与之相比，WT 心脏在再灌注结束时收缩功能恢复到基线的 40% 左右。因此，BCAAs 代谢障碍导致离体心肌缺血再灌注损伤敏感。

为探明该损伤作用是否由 BCAAs 蓄积导致，研究者连续 7 天按体重给予小鼠 BCAAs 灌胃处理［1.5mg/（g·d）］。BCAAs 灌胃可显著增加小鼠体循环 BCAAs 水平，但并不改变小鼠体重、血糖和 BCAAs 代谢酶 mRNA 表达。对上述动物行左前降支结扎手术后，心肌梗死面积与氧化应激水平均明显增加。以 BCKDH 激动剂 BT2 处理，促进 BCAAs 代谢，可以显著缩小心肌梗死面积。与之一致，BCAAs 代谢障碍的 KO 小鼠，其手术后心肌梗死面积增加，BT2 处理后显著缩小。上述结果表明，高浓度 BCAAs 加重心脏缺血再灌注损伤，促进 BCAAs 分解代谢可逆转（图2）。

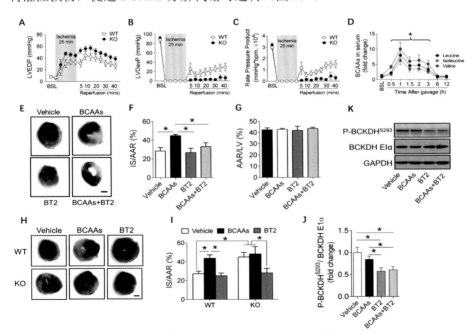

图 2　高浓度 BCAAs 加重心肌缺血再灌注损伤

接下来，为探明促进葡萄糖代谢是否也可逆转 KO 小鼠心脏的缺血再灌注损伤敏化现象，本研究将 KO 小鼠与过表达的心脏特异性葡萄糖转运体1（GLUT1）小鼠进行杂交，获得 KO/TG 小鼠。结果显示，GLUT1 过表达后，KO 小鼠心脏葡萄糖摄取、糖酵解、糖原合成、葡萄糖氧化和蛋白 O- 糖基化修饰水平均显著升高，同时缺血再灌注损伤后的心脏功能明显恢复，心肌梗死面积显著减少。因此，纠正抑制的葡萄糖代谢足以逆转 BCAAs 代谢障碍导致的缺血再灌注损伤敏化现象（图 3）。

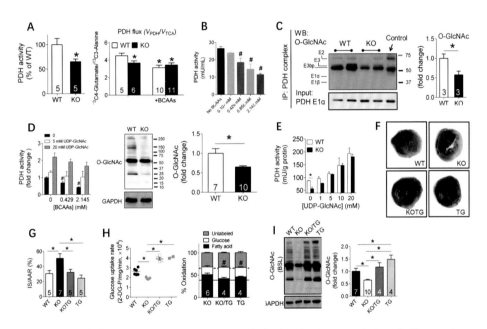

图 3　纠正葡萄糖代谢，逆转 BCAAs 代谢障碍调控的 PDH 糖基化修饰、活性及
缺血再灌注损伤敏化现象

综上所述，该研究揭示 PDH 和己糖胺通路（维持糖基化水平）是桥接 BCAAs 与心肌能量底物代谢的核心靶点和主要调控通路。BCAAs 代谢障碍或慢性 BCAAs 蓄积抑制葡萄糖代谢，减少蛋白糖基化修饰，加重心肌缺血再灌注损伤。

该研究所有工作为李涛教授于 2014 年至 2016 年以访问学者身份，在美国华盛顿大学西雅图分校田蓉教授指导下完成。

专家点评

　　许商成教授：学术界对 BCAAs 在心脏代谢中的作用知之甚少且存有争议。李涛教授和田蓉教授的研究从 BCAAs 代谢关键限速酶调控基因 *PP2Cm* 敲除小鼠入手，首次发现了 BCAAs 代谢障碍显著抑制葡萄糖代谢，并深入阐明了其作用机制与特异性地抑制 PDH 糖基化修饰和活性紧密相关。有意思的是，虽然 BCAAs 代谢障碍不能引起心脏功能异常和显著的病理改变，但该研究明确了 BCAAs 代谢障碍导致的慢性 BCAAs 蓄积是心肌缺血再灌注损伤敏化的直接诱因。并且，通过过表达 GLUT1，还可以有效逆转 BCAAs 代谢障碍导致的心肌缺血再灌注损伤。该研究为国际上首次系统报道 BCAAs 对心肌代谢重编程和心肌易损性的影响，为深入探讨心血管疾病的发病机制和治疗靶点提供了新的思路。

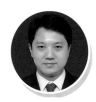

　　许商成，教授，博士研究生导师，重庆市职业病防治院实验医学中心（医学检验、理化检验和中心实验室）主任。

作者心得

　　本文发表于国际代谢领域的顶级期刊 *Cell Metabolism*，该期刊对创新性要求极高，印象比较深刻的是稿约中即明确提出：稿件必须具备概念上（Conceptual）的创新。因此，我们在数据整理和逻辑构思环节花费了很多精力，以提炼出该研究核心的创新点。以上 3 张附图也包含上述概念性的创新点。

　　该文之所以能够被接收，我们认为有几个原因：①研究关注的 BCAAs 代谢是当时的热点。尽管多项大样本临床研究数据已证实 BCAAs 代谢与糖尿病、心血管疾病等风险密切相关，但机制不明。本研究首次探讨了 BCAAs 代谢异常如何调控葡萄糖代谢及心肌应激响应，创新性较高，且主题也符合期刊定位。②以较为独特的研究视角，基于 ^{13}C-NMR 和 ^{32}P-NMR 等核心技术，探寻了 BCAAs 如何撬动葡萄糖、脂肪酸等心肌主要供能底物的氧化利用，进而调控心肌应激响应和修复进程。^{13}C-NMR 和 ^{32}P-NMR 等技术的监测对象是跳动的心脏，因此是目前最接近生理状况的评估心肌能量代谢和底物选择的方式。③在研究过程中，课题组多次于美国心脏协会年会、国际心脏研究学会世界大会等汇报该研究进展，宣传研究结果，这也为后期发表做了很好的铺垫。

　　该文 2016 年 5 月份投稿，2017 年 2 月正式见刊，历时 8 个月。接收后应编辑部邀请，我们以中国"一山不容二虎"的谚语为主题设计了封面，寓意 BCAAs 与葡萄糖争夺 PDH。该文也成为当期的封面文章。

通信作者

田蓉，终身教授，美国华盛顿大学西雅图分校，华盛顿大学线粒体代谢中心创始人及中心主任。

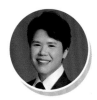

第一作者

李涛，教授，博士研究生导师，四川大学华西医院科技部副部长，线粒体与代谢医学研究室主任。主要研究方向：线粒体能量代谢与心肌损伤修复。

参考文献

Li T, Zhang Z, Kolwicz SC, et al.Defective Branched-chain Amino Acid Catabolism Disrupts Glucose Metabolism and Sensitizes the Heart to Ischemia-Reperfusion Injury［J］. Cell Metabolism, 2017, 25（2）: 374-385.

CD38 缺失抑制小细胞外囊泡介导的血管平滑肌细胞衰老缓解血管重塑

——高血压血管重塑的干预新策略

四川大学华西医院急诊医学研究室/急诊科甘露副研究员、胸部肿瘤科薛建新研究员所属研究团队联合南昌大学转化医学研究院辛洪波教授团队于2021年6月在 *Signal Transduction and Targeted Therapy*（2020年影响因子18.187，在JCR学科类别"生物化学＆分子生物学"295种期刊中排名第5位）发表封面文章 *CD38 Deficiency Alleviates Ang Ⅱ-Induced Vascular Remodeling by Inhibiting Small Extracellular Vesicle-mediated Vascular Smooth Muscle Cell Senescence in Mice*。

心血管疾病（Cardiovascular diseases，CVDs）是一种衰老相关性疾病，衰老细胞的积累作为衰老过程中的主要事件，参与心力衰竭、动脉粥样硬化和高血压等多种心血管疾病的病理进展。其中，血管平滑肌细胞（Vascular smooth muscle cells，VSMCs）的衰老会导致病理性血管重塑和高血压的恶化。因此，抑制VSMCs衰老，恢复脉管对血管活性物质的反应性，是防治高血压及缓解血管重塑的重要措施。

烟酰胺腺嘌呤二核苷酸（NAD）是细胞内许多关键酶的辅因子或底物，参与多种生理和病理过程，尤其是细胞衰老。研究证实，细胞内NAD水平下降会加速细胞衰老的进程，导致器官功能紊乱。课题组一直关注的CD38分子，作为哺乳动物细胞内主要的NAD水解酶（NADase），直接调控细胞内NAD的水平。因此，作者想从细胞衰老入手，深入探讨CD38介导的细胞内NAD水平的下降在高血压血管病变中的作用及其调控机制。

课题组首先使用野生型小鼠和CD38基因敲除小鼠，采用血管紧张素Ⅱ（Angiotensin Ⅱ，Ang Ⅱ）背部皮下渗透微泵缓释技术建立经典的高血压模型。研究结果在整体和细胞水平证实CD38基因缺失或拮抗、外源NAD补给等多种方式可以提高细胞内NAD水平，有效缓解Ang Ⅱ诱导的高血压及血管病理性重塑，表现为降低胸主动脉中膜层厚度、中膜-内径比例与胶原沉积，增加弹力纤维含量。CD38抑制剂的相关研究，为临床基于纠正细胞NAD水平防治衰老性疾病提供了理论依据和实验基础。

此外，在CD38-NAD如何调控细胞衰老的机制分析方面，本研究引入了小细胞外囊泡（sEVs）调控衰老进程的观点，这也是本研究的核心和亮点。sEVs作为一种新的信号转导介质，可促进损伤细胞和邻近非损伤细胞间的信号交流，被视为一种新的衰老调节相关分泌物。本研究从整体和细胞分子水平，详细阐明了CD38基因敲除或NAD补给在有效抑制Ang Ⅱ诱导的VSMCs衰老的同时，显著抑制源于衰老VSMCs的sEVs的生成、释放，以及其介导的衰老信号的扩散。同时，本研究证实SIRT1和SIRT3作为CD38下游主要效应分子，通过调节线粒体和溶酶体功能，稳定线粒体-溶酶体轴，即促进线粒体自噬，抑制线粒体来源囊泡（Mitochondria-derived vesicles，MVDs）的形成，协同抑制 Ang Ⅱ诱导的衰老相关 sEVs（SA-sEVs）的产生，延缓临近正常细胞的衰老进程。

以上研究结果表明，*CD*38 缺失通过抑制 SA-sEVs 介导的 VSMCs 衰老而显著减轻 Ang Ⅱ诱导的高血压和血管病理性重塑（图 1），提示 *CD*38 可能成为抗衰老治疗的潜在药理靶点。

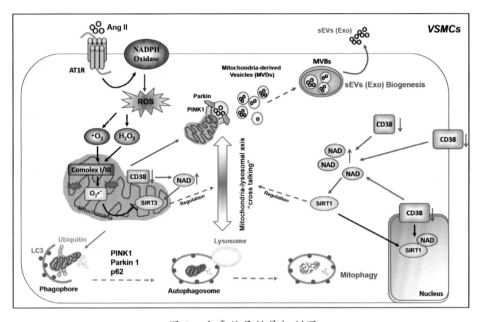

图 1　文章信号转导机制图

注：*CD*38 缺失引起细胞内 NAD 水平增加，进一步通过稳定溶酶体功能、促进线粒体自噬抑制 SA-sEVs 发生和分泌，延缓 VSMCs 衰老。

专家点评

马新亮教授 / 王亚静教授：衰老显著增加心血管疾病风险，但细胞衰老调控机制不明，缺乏相应干预手段。VSMCs 衰老显著促进血管病理性重塑，诱导高血压的形成和恶化。本研究首次系统阐述

专家点评

了 CD38 分子通过 NAD 调控 VSMCs 细胞衰老及细胞外囊泡介导信号转导调控高血压血管重塑的新机制，为临床衰老性疾病的防治提供新的理论依据和实验基础。

生物医学研究的终极目标是临床转化应用，本研究发现的 CD38/SIRT/sEVs 系统促进血管老化，为进一步深入探讨基于拮抗 SA-sEVs 及其携带的 miRNAs/蛋白的治疗策略，或基于检测循环 sEVs 中特定 miRNAs/蛋白水平评价高血压血管重塑等衰老性病理改变检测标记物的可能性提供了理论基础。

马新亮，终身教授，美国托马斯杰斐逊大学。

王亚静，教授，美国阿拉巴马大学伯明翰分校生物医学工程系，基础和转化研究中心主任。

作者心得

本研究虽然发现 CD38、NAD 调控 SA-sEVs 生成和释放影响细胞衰老的新机制，但因为未详细阐明 sEVs 携带何种物质（miRNAs 或蛋白？）促进邻近细胞衰老，曾被 *Circulation Research* 拒稿。此外，本研究受新型冠状病毒感染疫情等各种原因影响，一度进展非常缓慢。*Signal Transduction and Targeted Therapy* 覆盖领域广泛、业

作者心得

内认可度高，因此在第二轮投稿中我们选择了该期刊。该期刊对文章的创新性、数据的完整性和全面性要求较高，邀请了 3 位业内专家进行了 3 轮评阅，经过 10 个月的修改，文章被顺利接收。其中，我们经历了所有实验数据的重组、再分析、重作图的过程，对图片呈现质量和可靠性的高要求促使我们更深入、全面地考虑后续研究设计。同时，该期刊对临床转化前景的探讨要求较高，研究中应尽可能加入已具备临床应用前景或已处于临床研究的药物干预手段。在写作技巧方面更偏向于地道而准确的科技英语表述。最后，作为当期的封面文章，我们以星云为设计主题，寓意衰老细胞 SA-sEVs 的生成释放受到 CD38 和 NAD 的调节，并在网站上进行了亮点推广。本研究同时被 iNature、外泌体之家、论道心血管等多个公众号报道及解读。

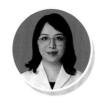

通信作者 / 第一作者

甘露，副研究员，博士研究生导师，四川大学华西医院急诊医学研究室 / 急诊科。主要研究方向：心脑血管急危重症的基础与临床，细胞外囊泡介导的病理信号转导和转化应用。

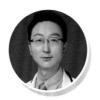

共同通信作者

薛建新，研究员，博士研究生导师，四川大学华西医院胸部肿瘤科。主要研究方向：肿瘤免疫治疗及放疗的基础、临床转化和免疫细胞衰老等。

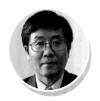

共同通信作者

辛洪波，教授，博士研究生导师，南昌大学转化医学研究院院长，生物工程药物及其技术国家地方联合中心负责人，江西省国家基因检测技术应用示范中心主任。主要研究方向：心血管疾病病理生理与转化应用。

参考文献

Gan L，Liu D，Liu J，et al. *CD*38 Deficiency Alleviates Ang Ⅱ-Induced Vascular Remodeling by Inhibiting Small Extracellular Vesicle-mediated Vascular Smooth Muscle Cell Senescence in Mice［J］. Signal Transduction and Targeted Therapy，2021，6（1）：223.

DRD1-Gs 复合体的配体识别和别构调节

——基于多巴胺受体结构发现新型药物位点

四川大学华西医院肾病研究所 / 四川大学华西医院生物治疗全国重点实验室邵振华研究员团队于 2021 年 2 月在 *Cell*（2020 年影响因子 41.584，在 JCR 学科类别"生物化学 & 分子生物学" 295 种期刊中排名第 2 位、"细胞生物学" 195 种期刊中排名第 3 位）发表封面文章 *Ligand Recognition and Allosteric Regulation of DRD1-Gs Signaling Complexes*。

多巴胺（Dopamine）是一种能够给人带来愉悦感受的神经递质，在中枢神经系统疾病治疗中具有重要作用。多巴胺通过多巴胺受体调节多种生理过程，如奖赏、成瘾、记忆、新陈代谢和激素分泌。多巴胺受体包含 D1 类受体和 D2 类受体两个亚家族。其中 D1 类受体（DRD1 和 DRD5）通过激活 Gs/Golf 和刺激环磷酸腺苷的产生，调节中枢神经系统奖赏、运动和认知，并在外周组织中发挥有益作用，包括抑制炎症反应和维持心血管和肾脏的动态平衡；D2 类受体（DRD2、DRD3 和 DRD4）与 Gi/Go 偶联，抑制环磷酸腺苷积累并调节不同的生理效应。5 种多巴胺受体亚型具有很高的序列同源性，识别相同的内源性配体，针对这 5 种亚型的药物开发已取得重要进展。但多巴胺受体亚型对激动剂识别、配体选择、受体激活和 G 蛋白选择的机制仍不清楚。

截至 2020 年年底，D2 类受体识别拮抗剂配体的分子机制和选择性激动剂溴隐亭（Bromocriptine）激活 DRD2-Gi 信号转导复合物的分子机制相继被揭示。然而，D1 类受体识别配体的结构基础仍然缺乏，其高选择性激动剂是治疗帕金森病及肾损伤高血压的临床所需。D1 类受体的结构基础将为选择性激动剂开发提供理论依据。

为探究 DRD1 的配体识别及激活机制，邵振华研究员团队采用冷冻电镜技术首次解析了 DRD1-Gs 复合体分别结合儿茶酚类激动剂〔降血压药非诺多泮（Fenoldopam）、完全激动剂 A77636 和 G 蛋白偏向性激动剂 SKF83959〕、非儿茶酚类激动剂 PW0464 以及同时结合激素多巴胺和正向别构调节剂（Positive allosteric modulator，PAM）LY3154207 的三维结构（图1）。

该研究对多巴胺受体的配体识别、激活机制及信号转导选择等都具有广泛影响。具体发现如下：

（1）揭示了 DRD1 的正位结合口袋（Orthosteric binding pocket，OBP）识别内源性多巴胺及儿茶酚类激动剂配体的机制。本研究首次揭示了多巴胺受体是如何结合并识别多巴胺的。结构分析还发现 DRD1 受体的 4 个跨膜螺旋及第 2 个胞外环（Extracellular loop 2，ECL2）组成了 DRD1 的 OBP，并发现 $D^{3.32}$-$S^{5.42}$-$S^{5.46}$ 是所有多巴胺受体识别含儿茶酚类激动剂的关键模体

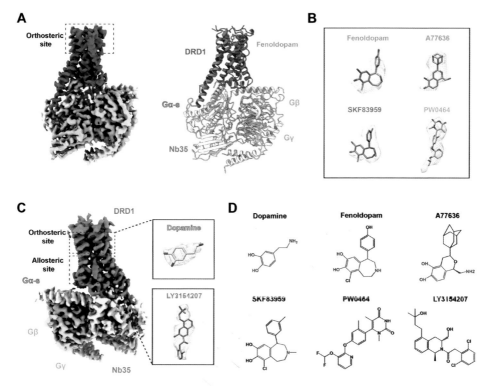

图1 DRD1-Gs 与不同配体的冷冻电镜三维结构

A.DRD1-Gs-Nb35 与药物非诺多泮的冷冻电镜密度（左图）及卡通图（右图）；B.DRD1
配体分子的密度图和模型搭建；C.DRD1 同时结合多巴胺和别构调节剂 LY3154207 的密度
图；D. 多巴胺、非诺多泮、完全激动剂 A77636、G 蛋白偏向性激动剂 SKF83959、非儿茶
酚类激动剂 PW0464、别构调节剂 LY3154207 的化学结构式

（Motif），而 $S^{3.36}$-$N^{6.55}$ 极性模体是 D1 类受体所特有的（对应 D2 类受体为
$C^{3.36}$-$H^{6.55}$）。该模体是多巴胺受体亚型和信号通路选择的关键残基，这为亚
型选择性配体药物的开发奠定了基础。

　　（2）阐明了 DRD1 的非儿茶酚类激动剂结合模式。PW0464 是一种非儿
茶酚类激动剂，以高亲和力和选择性靶向 DRD1，并偏向 G 蛋白信号通路，
而不作用于 β-arrestin 通路。PW0464 表现出与儿茶酚类激动剂不同的结合模
式。PW0464 除了与 $D^{3.32}$-$S^{5.42}$-$S^{5.46}$ 基序形成极性作用，还将吡啶头与苯氧基
连接起来，与 I104$^{3.33}$、L190^{ECL2}、F288$^{6.51}$ 和 F313$^{7.35}$ 起到广泛的疏水相互作用。

在 TM2 和 ECL2 区域，PW0464 的嘧啶二酮基团与 ECL2 的 D187–S189 主链及 W99$^{3.28}$ 和 V317$^{7.39}$ 的侧链有广泛接触，并与 K81$^{2.61}$ 形成氢键。该结合模式不仅为选择性和偏向性药物的开发提供了理论基础，也为非儿茶酚类激动剂的继续开发奠定了基础。因非儿茶酚类 DRD1 激动剂可跨过血脑屏障，因此具有更好的治疗神经系统疾病的潜力。

（3）揭示了 DRD1 延伸结合口袋（Extended binding pocket，EBP）的特征。5 种多巴胺受体都含有 EBP，为配体的高亲和力和高选择性提供了可能性。与 DRD2-Gi 结构相比，DRD1 在 ECL1、ECL2、TM6 和 TM7 上表现出显著的差异，从而产生了不同的 EBP。研究发现 DRD1 的 EBP 中保守的 K$^{2.61}$-W$^{3.28}$-W$^{7.43}$ 和 N$^{6.55}$-F$^{7.35}$ 模体，是激动剂识别的重要结构特征。

（4）发现了 DRD1 的正向别构调节剂结合位点。LY3154207 于 2019 年首次报道，目前仍处于 II 期临床试验阶段，用于治疗路易体痴呆（Lewy body dementia）。在药理学上，该药物表现出显著的正向别构效应，能显著增强 DRD1 对内源性激动剂多巴胺的结合能力和信号转导效应。LY3154207 结合在第 2 个胞内环（Intracellular loop 2，ICL2）、TM3 和 TM4 形成的膜包埋结合位点，PAM 结合口袋主要由疏水残基组成。本研究通过信号转导药理学实验和分子动力学模拟对该位点进行了验证，为别构小分子药物的设计提供了理论基础。

（5）提出了 DRD1 对 G 蛋白偶联和选择的关键残基。通过与 DRD2-Gi 结构比较、突变和药理学实验，证明了 DRD1 中 TM5 保守模体 A$^{5.65}$xxQ$^{5.68}$-I$^{5.69}$ 及 F^{ICL2} 是 Gs 偶联的关键决定因素，该模体（相应 D2 类受体上的 L$^{5.65}$xxR$^{5.68}$ 模体）及 ICL2 上疏水残基的不同可能是 D1 类受体和 D2 类受体选择不同 G 蛋白的原因。

综上，团队利用单颗粒冷冻电镜技术解析了多巴胺受体 DRD1 与 G 蛋白的复合物结构，从而在原子层面上详细阐释了 DRD1 的配体识别、别构调节及与 G 蛋白偶联的机制。该研究将为高血压、帕金森病、肾损伤等疾病的药物开发和治疗带来新的曙光。

**专家
点评**

刘翔宇教授：恋爱时意醉情迷，激动时热血沸腾，焦虑时夜不能寐。人的情绪、代谢、睡眠、应激反应等受到神经递质和激素调控。多巴胺可能是最有名的神经递质之一，它调控人体的奖赏行为，参与调节成瘾、记忆与激素分泌等生理过程。多巴胺受体也属于 G 蛋白偶联受体家族。人体的多巴胺受体包含 5 种亚型，可分为两大类。一类激活 Gi/Go 等 G 蛋白（DRD2、DRD3 和 DRD4），另一类激活 Gs 等 G 蛋白（DRD1 和 DRD5）。前一类受体结构已被解析，而后一类受体结构目前尚未被解析。

本研究解析了 DRD1-Gs 复合体与多个不同激动剂，包括内源激动剂多巴胺、降血压药非诺多泮、非儿茶酚类激动剂 PW0464 以及别构激动剂 LY3154207 等结合的三维结构，揭示了 OBP 识别配体的通用机制，阐明了非儿茶酚类激动剂结合受体的模式，揭示了 DRD1 上的别构调节位点，提出了 DRD1 对 G 蛋白选择的机制。该研究不仅揭示了 DRD1 的配体识别和 G 蛋白偶联的结构基础，更为开发治疗高血压或帕金森病所需的 DRD1 特异性激动剂提供了指导。

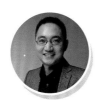

刘翔宇，助理教授，清华大学。

作者心得

Cell 是综合性的生物医学类顶级学术期刊，因此是我们首选的投稿期刊。在新型冠状病毒感染疫情暴发期间，非病毒领域研究在

作者心得

Cell 投稿的难度非常大，当时该期刊发表的 80% 以上的论文都与病毒相关。但幸运的是，我们精密的结构分析和巧妙的实验设计吸引了 *Cell* 期刊主编，研究成果同时受到审稿专家的高度认可。

多巴胺受体作为非常重要的药物靶点，靶向药物研发并不顺利。高分辨率结构的获取是药物设计和研发的关键，我们与国内其他高校团队合作，突破了重重困难，最终解决了药物开发过程中的难点。本文的审稿专家对本项工作给予了高度评价，也提出了宝贵的修改意见，我们针对每项建议逐一回答，进一步丰富和完善了多巴胺受体药物激活的分子机制研究。多巴胺是传递快乐的化学物质，而赏花也同样让人心旷神怡。我们以此为灵感，将多巴胺受体比喻为花蕊，多巴胺比喻为花粉，设计了封面。最终，本文成功作为 *Cell* 第 184 卷第 4 期封面文章于 2021 年 2 月正式发表。希望我们的研究能够加快靶向药物的研发进程，解决临床难题。

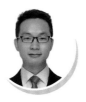

通信作者

邵振华，研究员，博士研究生导师，四川大学华西医院肾病研究所／四川大学华西医院生物治疗全国重点实验室，G 蛋白偶联受体研究室主任。主要研究方向：重要药物靶标 G 蛋白偶联受体的结构药理学。

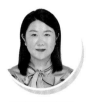

第一作者

颜微，副研究员，硕士研究生导师，四川大学华西医院生物治疗全国重
点实验室。主要研究方向：G蛋白偶联受体的分子药理学，G蛋白偶联受体
偏向性信号通路的小分子药物筛选，以及G蛋白偶联受体纳米抗体的药物筛
选。

团队简介

邵振华研究员课题组依托四川大学华西医院肾病研究所和四川大学华
西医院生物治疗全国重点实验室，主要针对G蛋白偶联受体（G protein-
coupled receptor，GPCR）家族开展研究。GPCR是人体中最大的膜蛋白受体
家族，是药物的重要靶标。目前，约35%的上市药物直接作用于GPCR。课
题组针对重大疾病靶标GPCR，运用冷冻电镜技术、X射线晶体学、药理学及
细胞生物学等技术手段研究药物靶向GPCR的作用模式，并发展GPCR药物
开发的关键技术。以四川大学华西医院为第一单位相继在 *Cell*（2021）、*Cell
Research*（2021）、*Nature Communications*（2020、2022）及 *Nature Chemical
Biology*（2019、2022）等国际著名期刊发表论文。

参考文献

Xiao P，Yan W，Gou L，et al. Ligand Recognition and Allosteric Regulation
of DRD1-Gs Signaling Complexes［J］. Cell，2021，184（4）：943-956.e18.

一种新的 CRISPR-Cas 系统整合机制

——基因编辑系统 CRISPR-Cas 分子机制的深入探索

四川大学华西医院生物治疗全国重点实验室陈强、余雅梅团队与俄亥俄州立大学傅天民课题组合作于 2021 年 3 月在 *Nucleic Acids Research*（2020 年影响因子 16.971，在 JCR 学科类别"生物化学 & 分子生物学"295 种期刊中排名第 8 位）发表文章 *Mechanisms of Spacer Acquisition by Sequential Assembly of the Adaptation Module in Synechocystis*。

噬菌体是一种可以侵袭细菌的病毒，其中裂解性噬菌体甚至会导致细菌裂解死亡。面对其侵袭，细菌也绝不会坐以待毙。经过数百万年的进化，一部分细菌和古细菌体内产生了一种名为 CRISPR-Cas（Clustered regularly interspaced short palindromic repeats/CRISPR associated genes）的获得性免疫系统。简言之，当外源基因入侵时，CRISPR-Cas 系统中的一部分 Cas 蛋白（如 Cas1、Cas2 等）会捕获外源基因的特定序列，并将其整合到细菌基因组中的 CRISPR 位点，被整合的外源基因被称为间隔序列（Spacer），这是该系统发挥作用的第一阶段——适应（Adaption）；第二阶段时，CRISPR 位点被转录为特定的 CRISPR-RNA（crRNA）；当携带相同遗传物质的外源基因再次入侵时，宿主中另一部分 Cas 蛋白（如 Cas9、Cas12 或 Cas 蛋白复合物）会在 crRNA 的引导下特异性靶向入侵外源基因并对其进行切割，使其无法发挥原有功能，从而起到保护宿主的作用，这就是第三阶段。而且，宿主可通过复制将该序列传递给后代。

到目前为止，基于 *Cas* 基因的组成和排列分类，CRISPR-Cas 系统可以分为两大类、6 个类型和超过 30 个亚型。但在适应阶段，它们保持相对保守的机制，即该过程由 Cas1-Cas2 蛋白复合物执行。最近研究发现，在很多类型的 CRISPR-Cas 系统中，Cas4 通常毗邻于 Cas1 和 Cas2，被认为也参与了间隔序列的整合。

虽然人们对 CRISPR-Cas 系统的认识已足够深入，但相比于后两个阶段而言，对第一阶段的认识仍然不足。有研究报道在 I-C 型系统中，Cas4 可与 Cas1、Cas2 形成复合物并参与间隔序列的整合，但其详细的分子机制目前仍不清楚。

为探究 CRISPR-Cas 系统中各蛋白在适应阶段的具体功能与机制，课题组运用多种研究手段探究了来自 *Synechocystis* sp. PCC6803 的 I-D 型 CRISPR-Cas 系统 Cas1、Cas2 和 Cas4 的相互作用关系，并解析了 Cas1-Cas2- 间隔序列三元复合物的晶体结构和 Cas1-Cas4 二元复合物的负染电镜结构（图 1），从而阐明了 Cas4 参与间隔序列整合的新机制。

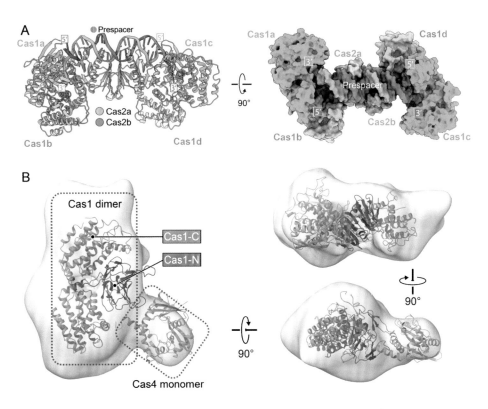

图 1　Cas1-Cas2- 间隔序列三元复合物和 Cas1-Cas4 二元复合物结构

A.Cas1-Cas2- 间隔序列三元复合物结构；B.Cas1-Cas4 二元复合物结构

　　不同于之前报道的 I-C 型 CRISPR-Cas 系统，I-D 型 CRISPR-Cas 系统需要先对间隔序列进行"深加工"，再将其整合到 CRISPR 位点相应的位置。在 I-D 型系统中，Cas1、Cas2、Cas4 并不能形成三元复合物，相反，Cas4 和 Cas2 会竞争性结合 Cas1。起初，Cas4 与 Cas1 的亲和力强于 Cas2 与 Cas1，Cas1-Cas4 复合物通过 Cas4 的 PAM 序列特异性内切酶活性对间隔序列进行识别和加工；随后，加工成熟的间隔序列与 Cas1 和 Cas2 共同形成比 Cas1-Cas4 复合物更加稳定的 Cas1-Cas2- 间隔序列三元复合物，并在之后的过程将间隔序列插入到 CRISPR 位点，最终完成间隔序列的整合（图2）。

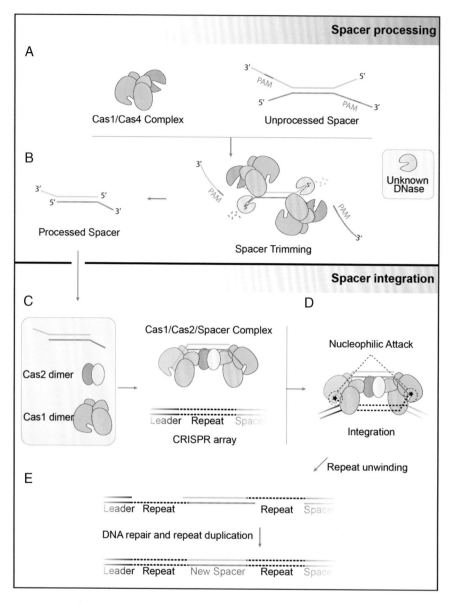

图 2　I–D 型 CRISPR–Cas 系统在适应阶段的分子机制

　　CRISPR-Cas 基因编辑技术已被广泛应用于基因治疗、生物医药等多个领域。对 CRISPR-Cas 系统进行更加深入的研究不仅可以使我们更加了解该系统的运行机制，拓宽人类的知识边界，还为开发更新一代的基因编辑工具提供了理论基础。

专家点评

　　高璞研究员：CRISPR-Cas 系统是细菌的免疫防御系统，也是目前极为有效的基因编辑工具。CRISPR-Cas 系统通过 3 个步骤实现免疫防御，其中第一步是获取外源 DNA 并整合到细菌基因组中。在一部分细菌中，这一步有 3 个蛋白参与，即 Cas1、Cas2 和 Cas4。为了进一步阐明 Cas1、Cas2 和 Cas4 的工作机制，四川大学陈强、余雅梅课题组与俄亥俄州立大学傅天民课题组合作通过生物化学和结构生物学手段对 *Synechocystis* sp. PCC6803 的 I-D 型 CRISPR-Cas 系统进行了深入细致的研究，在下述 4 个方面加深了对外源 DNA 加工和整合的认识：

　　第一，*Synechocystis* sp. PCC6803 对外源 DNA 的加工和整合是分两步实现的。其中，加工过程由 Cas1-Cas4 执行，而整合过程则由 Cas1-Cas2 实现。

　　第二，Cas1-Cas4 和 Cas1-Cas2 的组装是两个独立事件，在体内可能是有序实施的，即 Cas1-Cas4 先组装、Cas1-Cas2 后组装。

　　第三，Cas4 对外源 DNA 的加工依赖一个被称为 PAM 的特征序列。

　　第四，相较于其他细菌的 Cas1-Cas2，*Synechocystis* Cas1-Cas2 在 DNA 识别和组装方面展现了一些新特征。

　　总之，这篇文章立意新颖、论证严谨，深化了对 CRISPR-Cas 系统的认识，为开发更新一代的基因编辑工具提供了理论基础。

　　高璞，研究员，中国科学院生物物理研究所，课题组长。主要研究方向：宿主-病原相互作用的分子机制。

作者心得

由 Cas1-Cas2 复合物介导的 CRISPR-Cas 系统适应阶段的研究，其本身在 CRISPR-Cas 研究领域就是一个难点，而引入的 Cas4 更是加大了研究难度。其一，Cas4 作为一个含有"铁-硫"中心的蛋白，其本身性质非常不稳定，对 Cas4 的研究需要把握好非常短的样品稳定的时间窗口。其二，之前对 I-C 型 Cas4 的研究表明，Cas4 通过与 Cas1-Cas2 形成三元复合物来发挥作用。故在本研究的初期，我们错误地认为 I-D 型 Cas4 也会与 Cas1-Cas2 形成复合物，因此耗费了大量精力去尝试获得根本不存在的"Cas1-Cas2-Cas4 复合物"，直到我们发现 I-D 型的 Cas4 是与 I-C 型不同的，这一意外发现成为本研究的最大亮点，也因此阐明了一种新的 CRISPR-Cas 系统整合机制。

本文的研究内容与 *Nucleic Acids Research* 的主题十分吻合，投稿之后大约 1 个月给了修改意见。提交修改稿后 1 天，文章就被正式接受了。看来修改稿并未再次送审，而是由编辑部直接决定接受发表。文章实验数据扎实，逻辑链条严谨，可惜的是我们只得到了Cas1-Cas4 低分辨率的电镜负染结构。如果能解析这个复合物的高分辨率结构，也许文章能更上一层楼。

通信作者

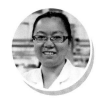

共同通信作者

陈强，研究员，博士研究生导师，四川大学华西医院生物治疗全国重点实验室。主要研究方向：重大疾病发病机制和药物分子作用机制、微生物免疫系统的分子机制等。

余雅梅，副研究员，博士研究生导师，四川大学华西医院生物治疗全国重点实验室。主要研究方向：细菌免疫系统的工作机制。

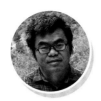

共同通信作者

傅天民，博士研究生，助理教授，俄亥俄州立大学。主要研究方向：运用生物化学与生物物理学手段研究重要生命过程的信号转导机制，在免疫应答和溶酶体信号转导领域取得了一系列突破性研究进展。

第一作者

吴成勇，博士研究生，助理研究员，四川大学华西医院。主要研究方向：基于 X 射线晶体学的结构生物学。

参考文献

Wu C，Tang D，Cheng J，et al. Mechanisms of Spacer Acquisition by Sequential Assembly of the Adaptation Module in Synechocystis ［J］. Nucleic Acids Research，2021，49（5）：2973-2984.

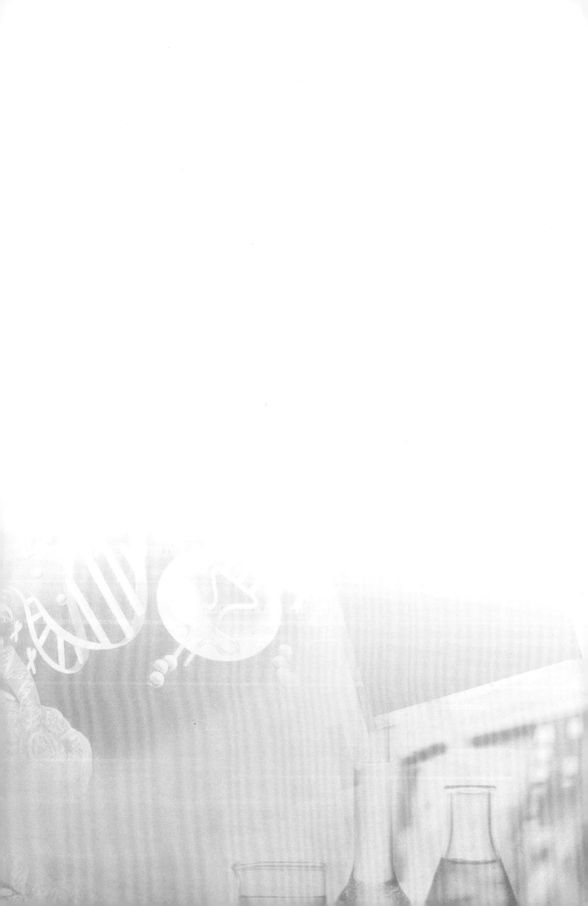

SARS-CoV-2 M^{pro} 抑制剂的发现及其在转基因小鼠模型中的抗病毒活性研究

——新冠病毒口服药物的发现研究

四川大学华西医院生物治疗全国重点实验室杨胜勇教授、雷剑研究员团队联合中国科学院昆明动物所动物模型与人类疾病机理重点实验室郑永唐研究员团队于 2021 年 2 月在 Science（2020 年影响因子 47.728，在 JCR 学科类别"多学科科学"72 种期刊中排名第 2 位）发表文章 SARS-CoV-2 M^{pro} Inhibitors with Antiviral Activity in a Transgenic Mouse Model。

由严重急性呼吸综合征冠状病毒 2（SARS-CoV-2）引起的新型冠状病毒感染大流行持续对全球公共卫生造成严重威胁。截至 2021 年 1 月底，尚缺乏抗 SARS-CoV-2 的特效药。因此针对 SARS-CoV-2 的创新药物研发迫在眉睫。在 SARS-CoV-2 的关键复制酶中，SARS-CoV-2 主蛋白酶（M^pro）在病毒复制过程中起关键作用，同时其具有不同于人体蛋白酶的特异性切割位点，因而被认为是开发抗 SARS-CoV-2 药物的理想靶标。

课题组首先通过理性药物设计（Rational drug design），基于已经上市的抗丙型肝炎病毒（HCV）药物特拉匹韦（Telaprevir）和波普瑞韦（Boceprevir）的双环脯氨酸片段，设计并合成了 32 个包含双环脯氨酸片段的全新结构小分子化合物。这些化合物在体外均可有效抑制 SARS-CoV-2 M^pro 活性，最高 IC_{50} 值达到 7.6nmol/L。

然后，课题组解析了酶抑制活性最高的代表性分子 MI-23 与 M^pro 复合物的晶体结构（图 1），发现小分子通过共价方式紧密结合在 M^pro 的活性位点，占据蛋白 S1、S2、S4 位点，并与多个关键氨基酸产生氢键作用。这种相互作用模式很好地印证了课题组的分子设计思想。

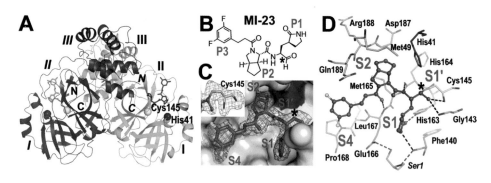

图 1　SARS-CoV-2 M^pro-MI-23 晶体结构

课题组挑选了抑制活性最好的 20 个化合物开展了细胞水平的抗 SARS-CoV-2 活性研究，结果显示有 6 个化合物在不同细胞株均具有良好的抗病毒活性（图 2）。因此，课题组进一步针对这 6 个化合物进行了药代动力学测试和体内安全性评价，结果表明化合物 MI-09 和 MI-30 具有良好的药代动力学性质和体内安全性。

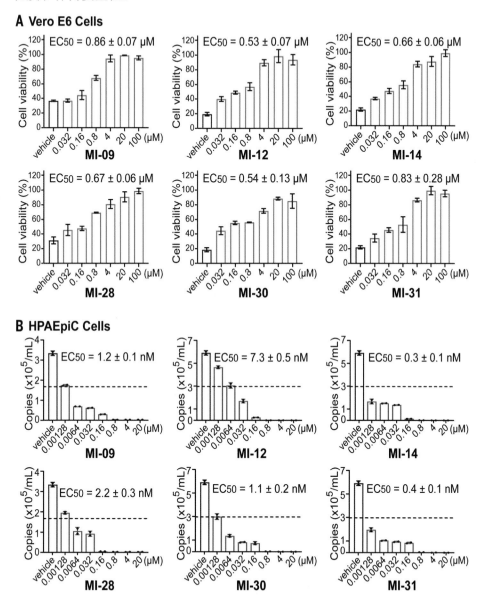

图2　6个化合物在细胞水平的抗 SARS-CoV-2 活性

　　最后，课题组在 *hACE2* 转基因小鼠模型上评价了化合物 MI-09 和 MI-30 的抗 SARS-CoV-2 感染效果（图3）。结果表明，口服或腹腔注射 MI-09 或 MI-30 可显著降低肺部病毒载量和肺部病理损伤。经化合物处理的小鼠表现出轻度肺泡间隔增厚和炎症细胞浸润，而对照组表现为中度症状。进一步研究发现，与对照组相比，经化合物处理感染小鼠模型肺中出现的中性粒细胞和巨噬细胞更少，这表明免疫细胞浸润受到抑制。

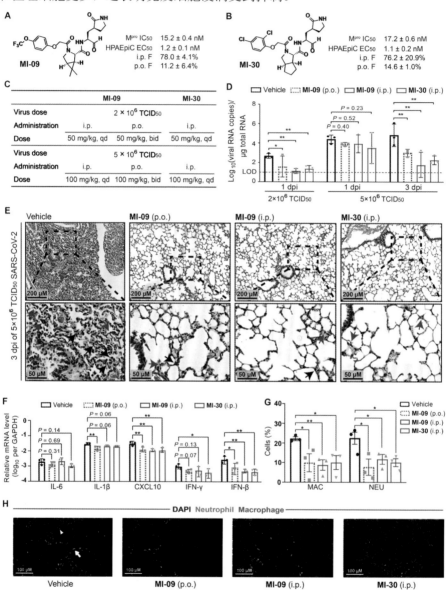

图 3　MI-09 和 MI-30 降低 SARS-CoV-2 感染小鼠模型肺部病毒载量和肺部病理损伤

总之，该研究工作报道了一系列高活性的全新结构 SARS-CoV-2 M^{pro} 小分子抑制剂，并从分子、细胞和动物三个层面详细阐述了这些抑制剂的作用机制和抗病毒效果，从药代动力学性质和体内安全性等方面证实该系列化合物具有开发成抗 SARS-CoV-2 药物的潜力。同时，这也是首次公开报道的 SARS-CoV-2 M^{pro} 抑制剂在 SARS-CoV-2 感染小鼠模型的实验数据。此项研究工作是抗 SARS-CoV-2 药物研发的重要进展。

专家点评

黄爱龙教授： 自新型冠状病毒感染疫情全面暴发以来，全球各国便开始寻求遏制该病毒扩散的办法。目前，美国 FDA 批准的 SARS-CoV-2 疫苗在预防疾病方面非常有效，是对抗 SARS-CoV-2 的重要工具，但开发抗 SARS-CoV-2 药物仍然是当务之急，特别是随着可能部分逃避疫苗的变种的出现。该研究通过理性药物设计得到一系列在体外具有高活性的 M^{pro} 小分子抑制剂，其中两个代表性化合物在细胞实验和 SARS-CoV-2 感染转基因小鼠模型中也具有良好的抗毒活性。并且，两者在大鼠中也显示出良好的药代动力学性质和体内安全性，便于口服给药。研究者从合理的分子设计到全面的体内外表征和药物代谢性质研究做了充分的工作，为开发口服抗 SARS-CoV-2 药物奠定了重要的研究基础。

黄爱龙，重庆医科大学校长。主要研究方向：感染性疾病发病机制和综合防控，在乙肝病毒复制调控、耐药机制、抗病毒药物筛选及相关肝病的发病机制领域取得了多项具有较大影响力的原创成果。

作者心得

　　课题组长期致力于小分子靶向药物的设计和开发工作，在新型冠状病毒感染疫情暴发之初，杨胜勇教授就迅速带领组内成员全力攻关，仔细研究 SARS-CoV-2 结构后发现 SARS-CoV-2 M^{pro} 是介导病毒 RNA 复制和转录过程的关键酶，M^{pro} 在复制和转录过程中发挥重要作用，并且具有不同于人体蛋白酶的特异性切割位点和进化中的保守性，在人体中没有相同的识别位点，因此选择 M^{pro} 作为研发靶点，利用我们以往研究小分子靶向抑制剂的经验和优势开发小分子抑制剂。同时，利用平台优势，我们联合雷剑团队做蛋白-小分子结构，联合郑永唐团队做抗病毒实验，经过大家的不懈努力，耗时约 10 个月终于得到理想的候选化合物和体内外活性数据，该化合物的活性和成药性是非常好的。经过慎重考虑，我们选择了 Science 投稿，从投稿到被接收耗时 6 个多月，其间经过两次返修，编辑非常认真负责，4 位审稿专家提出的问题逻辑严谨而且直击要害，我们也尽最大努力一一回应和补充实验。认真对待审稿专家的每一个意见，仔细思考问题的本质是非常重要的。此外，该项研究的完成与发表充分体现了多学科、多平台合作与交流的重要性。

通信作者

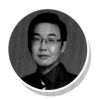

共同通信作者

杨胜勇，教授，博士研究生导师，四川大学华西医院生物治疗全国重点实验室。主要研究方向：药物设计新方法及小分子靶向药物。

雷剑，研究员，博士研究生导师，四川大学华西医院生物治疗全国重点实验室、国家老年疾病临床医学研究中心。主要研究方向：热点病毒致病机制、抗病毒新靶点鉴定及抑制剂研发。

参考文献

Qiao J，Li YS，Zeng R，et al. SARS-CoV-2 M^{pro} Inhibitors with Antiviral Activity in a Transgenic Mouse Model［J］. Science，2021，371（6536）：1374-1378.

全长四膜虫核酶 3.1Å 冷冻电镜结构

——首次解析 RNA 完整高级结构

四川大学华西医院生物治疗全国重点实验室苏昭铭研究员团队和美国斯坦福大学的 Wah Chiu、Rhiju Das 团队于 2021 年 8 月在 *Nature*（2020 年影响因子 49.962，在 JCR 学科类别"多学科科学"72 种期刊中排名第 1 位）发表文章 *Cryo-EM Structures of Full-length Tetrahymena Ribozyme at 3.1Å Resolution*。

　　RNA 是生命科学"中心法则"中的重要生物大分子，可以通过形成三维结构参与很多重要的生命过程。在人类基因组中，编码蛋白的基因仅占约 1.5%，然而有至少 70% 的基因都被转录成了 RNA，这表明人体内 RNA 的多样性比蛋白多 1 ～ 2 个数量级。由于已知疾病相关蛋白中约 2/3 无法靶向，所以开发 RNA 靶向药物来调控疾病的蛋白表达，或者发现新型病原 RNA 靶标，势必成为未来制药行业的发展趋势。RNA 三维结构在行使功能时扮演着至关重要的角色，然而由于 RNA 自身的不均一性，运用传统结构生物学手段（如 X 射线晶体学和核磁共振）获得的 RNA 三维结构信息极其匮乏，人们对 RNA 三维结构与功能关系的认知非常有限。冷冻电镜现已成为生物大分子结构解析不可或缺的技术，然而纯 RNA 冷冻电镜高分辨率结构的获得依然是很大的挑战。此前，冷冻电镜数据库中仅有不到 10 个分辨率优于 5Å 的纯 RNA 结构，最高分辨率是 3.7Å。

　　RNA 不仅可以像 DNA 那样携带遗传序列信息，还可以像蛋白那样自身折叠成三维结构，并且翻译过程中多肽产生的关键反应是由核糖体中的 RNA 完成的，也就是说通过 RNA 产生了蛋白。于是在 20 世纪 60 年代有人提出生命起源之初 RNA 早于 DNA 和蛋白出现的"RNA 世界假说"。然而之后十几年，该假说受到了广泛质疑，主要原因之一是未发现 RNA 可以像蛋白那样具备酶催化活性。直到 1980 年，美国科学家 Tom Cech 在四膜虫这一模式生物中发现了 I 类自剪接内含子（*Tetrahymena* group I self-splicing intron），并在随后 2 年间基于此发现了首个在没有蛋白参与情况下具备酶催化活性的 RNA，命名为核酶（Ribozyme）。这成为"RNA 世界假说"强有力的支持，Tom Cech 也因这一发现获得了 1989 年的诺贝尔化学奖。

　　随后 40 余年间，几乎全世界所有 RNA 实验室团队（包括后来获得诺贝尔生理学或医学奖的 Jack Szostak、Jennifer Doudna、Thomas Steitz 等）都对四膜虫核酶进行过研究。它的核心区域 P3-P9 具有非常紧凑的三维结构，形成酶催化位点，后来 Tom Cech 还解析了 P3-P9 区域 3.8Å 的晶体结构，使它成为研究 RNA 三维结构与催化功能关系的重要模型。然而，四膜虫核酶周边区域的完整全长结构仍然是未知的，同时3.8Å的分辨率也不足以鉴别出很多参与催化反应的关键金属离子，极大地限制了人们完整地了解四膜虫核酶的催化活性机制。因此，解析四膜虫核酶的完整结构对于研究其结构功能关系尤为重要，同时对运用冷冻电镜研究其他RNA的结构与功能也具有重要参考意义。本研究首次解析了全长四膜虫核酶在无底物结合状态（Apo）和底物结合状态（Holo）的高分辨率结构（图1）。

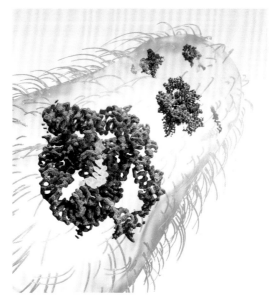

图1　四膜虫核酶Holo状态结合底物后进行催化反应

注：5'外显子（黄色）和3'外显子（橙色）在核酶的作用下连接形成外显子并最终离开四膜虫核酶。

　　该研究解析了全长四膜虫核酶在两种状态下的3.1Å冷冻电镜结构，这是截至2021年8月分辨率最高的纯RNA冷冻电镜结构。该结构揭示了外围区域如何与核心区域进行相互作用，包括两种"前所未见"的长程相互作用——"P2-P4-P14桥"和"P7多嘌呤长程相互作用"；同时通过比较是否结合底物的两种不同状态的结构，发现通过互补配对结合底物的内部引导序列（Interna 1 guide sequence，IGS）会发生约60°的构象重排，酶活位点的碱基和金属离子也发生了一定程度的位移；在结构中鉴定出的所有金属离子中，发现了之前已知的 3 种金属离子和 1 种新的金属离子一起参与酶活性中心结构的稳定。由于金属离子，尤其是镁离子，对 RNA 的正确折叠及功能活性都起到了至关重要的作用，该研究也揭示了运用冷冻电镜研究 RNA 结构和功能的优势。

综上所述，该研究利用单颗粒冷冻电镜技术揭示了四膜虫核酶的全长高分辨率三维结构，阐明了在底物结合和催化过程中 IGS、金属离子、磷酸基团与碱基的构象变化，为长达 40 余年来对四膜虫核酶剪接反应的研究提供了结构和机制上的支持，同时也为后续进行高分辨率 RNA 冷冻电镜结构的研究提供了范式。

专家点评

　　刘俊杰研究员：RNA 高级结构的解析一直是结构生物学的难点问题。与蛋白不同，大多数 RNA 结构高度动态，且极大依赖于缓冲液环境中的低价离子浓度。本研究中作者所聚焦的四膜虫核酶，是一类具有 RNA 切割活性的原核生物内含子，该类有酶学活性 RNA 的发现，极大地改变了生物学界对 RNA 功能的认知，也促使了"RNA 世界假说"这一被广泛接受的生物学基础假说的形成。多年来，生物学家从多个方面对原核生物 RNA 内含子进行了非常深入的研究，如生物学功能、生化活性、分子进化等。我们大致认为，原核生物 RNA 内含子是真核生物基因组里大量冗余存在的逆转座子的祖先，其存在是生物基因组进化的巨大驱动力。然而，由于 RNA 结构的动态性，科学家一直无法从原子水平来揭示完整的四膜虫 RNA 内含子的自剪切机制。本文作者利用冷冻电镜可以处理动态结构的特点，并结合优化的生化手段来稳定 RNA 内含子，最终获得全长四膜虫 RNA 内含子亚原子水平的高质量结构，很好地解释了该 RNA

专家点评

内含子如何基于其特异的一级序列，通过螯合多个镁离子来形成稳定的三维结构及 RNA 自剪切的口袋，并利用捕获的鸟嘌呤核苷的羟基来攻击并剪切外显子区域，为同类型的内含子工作机制解释提供了十分重要的参考。非常期待接下来能深入探索内含子自剪切及基因组归巢的动态过程，全面揭示内含子在驱动生物基因组进化上的分子机制。

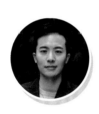

刘俊杰，研究员，助理教授，博士研究生导师，清华大学生命科学学院、生命科学联合中心、高精尖结构生物学中心。主要研究方向：新型基因编辑工具的设计与开发、与 RNA 相关的核酸酶及其工作机制，以及重大疾病相关的 lncRNA 结构功能研究及治疗手段的开发。

作者心得

Nature 为我们的首选期刊，因为本研究一方面首次揭示了具有 40 多年研究史的四膜虫核酶的 RNA 结构，另一方面验证了冷冻电镜在 RNA 结构研究上的突出地位。在专家评审中，专家们对文章中的结构细节表示很感兴趣，并要求我们追加对结构本身更直观的描述，比如卡通图和展示视频。在研究方面，我们在研究四膜虫核酶及其全长结构的过程中，其难点大致可分为冷冻电镜数据解析及结构分析。在样品制备和电镜数据收集上，我们曾尝试了多种制样方法，并结合冷冻

作者心得

电镜制样技术，力求最大化 RNA 在铜网上冷冻后的稳定性，进而提高三维颗粒重构后的分辨率。之后，我们参考其他 I 类自剪切内含子的高分辨率结构，分析四膜虫核酶全长结构中的碱基互相作用。为了更具说服力，我们重新绘制了包含更完整碱基相互作用的二级结构，以及制作了 L-21 与 L-16 结构之间关系的视频。总之，我们庆幸 40 多年来有前人丰富的关于四膜虫核酶的研究基础，让我们可以站在巨人的肩上更全面地分析其全长结构。

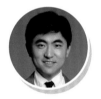

第一作者及通信作者

苏昭铭，研究员，博士研究生导师，四川大学华西医院生物治疗全国重点实验室。主要研究方向：针对重大疾病（如癌症、传染性疾病、神经退行性疾病等）靶标病原 RNA 和 RNA 蛋白复合物进行冷冻电镜结构解析、功能研究及药物设计和筛选。同时利用靶向小分子化合物，并结合化学生物学、细胞生物学等手段发现新型靶标 RNA 和蛋白。

团队简介

四川大学华西医院生物治疗全国重点实验室冷冻电镜技术平台拥有 300 千伏和 200 千伏前沿冷冻电镜、光电联用（CLEM）系统，可以进行高分辨单颗粒重构、断层成像（Cryo-ET）、微晶衍射（MicroED）等数据收集。苏昭铭课题组的研究围绕通过冷冻电镜揭示病原 RNA 和 RNA 蛋白复合物的结构和功能，并基于 RNA 结构设计和筛选 RNA 靶向小分子化合物，作为潜在的分子探针和候选药物。

参考文献

Su Z，Zhang K，Kappel K，et al. Cryo-EM Structures of Full-length *Tetrahymena* Ribozyme at 3.1Å Resolution ［J］. Nature，2021，596（7873）：603-607.

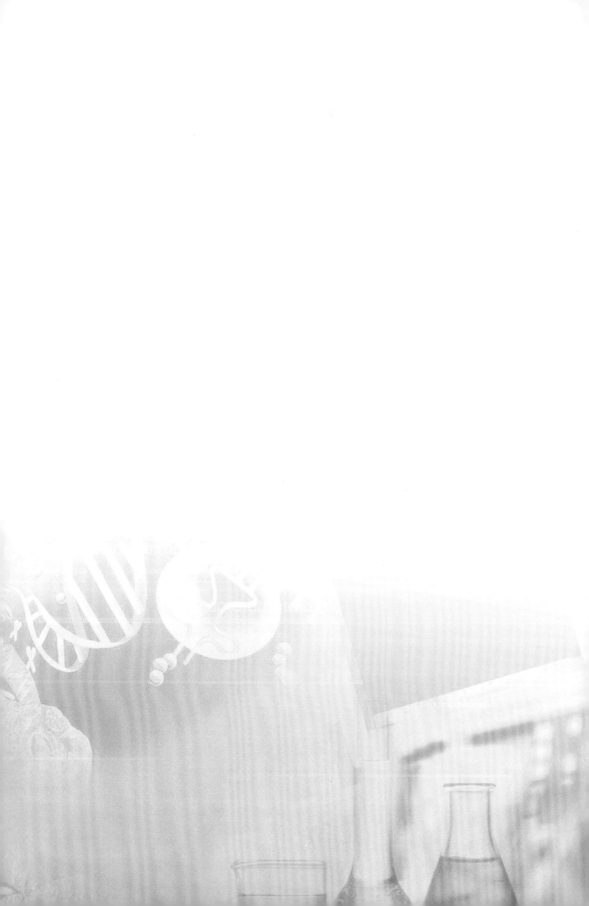

多级敏感纳米 CRISPR 递送系统胞内阻断免疫检查点实现抗肿瘤适应性免疫和固有免疫双重激活

——机体双重免疫共激活抗肿瘤新策略

四川大学华西医院生物治疗全国重点实验室巩长旸研究员团队于 2020 年 9 月在 *Advanced Functional Materials*（2019 年影响因子 16.836，在 JCR 学科类别"多学科交叉材料科学"314 种期刊中排名第 13 位，在 JCR 学科类别"应用物理"155 种期刊中排名第 7 位）发表文章 *Multistage Sensitive NanoCRISPR Enable Efficient Intracellular Disruption of Immune Checkpoints for Robust Innate and Adaptive Immune Coactivation*。

正常情况下，免疫系统可以识别并清除体内的肿瘤细胞。然而，"狡猾"的肿瘤细胞为了生存和生长，将自己进行"伪装"，利用免疫逃逸机制躲避免疫系统的清除。因此，如何撕下肿瘤"伪装"，利用自身免疫系统成为一种抗肿瘤新思路。针对这种"伪装"——免疫检查点，目前已经有相关疗法应用于临床，如可用小分子抑制剂或抗体封闭免疫检查点，使免疫系统能攻击肿瘤细胞。由于肿瘤具有异质性，在不断的恶性增殖过程中肿瘤细胞还会表达出新的免疫检查点或多个免疫检查点。即使一个免疫检查点被阻断，还有其他免疫检查点来躲避免疫系统的识别和清除，这也是现有单靶点免疫疗法应答率较低的主要原因之一。尽管双特异性抗体能解决这一问题，但漫长的研发过程和高昂的研发成本使其临床转化面临巨大挑战。近年来，CRISPR/Cas9 系统作为新一代的基因编辑工具，因其能对基因进行精准高效的编辑，在多学科领域受到广泛关注。因此，本课题组设想，能否利用基因编辑技术实现对多个免疫检查点的编辑，通过胞内阻断的方式彻底阻断免疫检查点的表达。

为了实现多免疫检查点的同时阻断，该研究另辟蹊径，设计了一种新型的多级响应型 CRISPR/Cas9 递送系统 MUSE，创新性地通过胞内阻断方式实现安全高效的双免疫检查点的彻底阻断。CD47 是一种"别吃我"（Don't eat me）信号，能够保护肿瘤细胞不被巨噬细胞消灭；PD-L1 通过结合 PD1，可以抑制 T 细胞的增殖和抗肿瘤功能，因此，它们是激活抗肿瘤适应性免疫和固有免疫的关键靶点。因此，本研究中设计了靶向 PD-L1 和 CD47 的多靶点 CRISPR/Cas9 系统（MT-CRISPR/Cas9 system）。其在 MUSE 的高效负载下，能够克服体内多道生理屏障，精准到达肿瘤部位，完成胞内 CD47 和 PD-L1 的高效敲除和阻断。小鼠恶性黑色素瘤模型治疗结果显示，搭载 MT-CRISPR/Cas9 的 MUSE 系统，能够重塑肿瘤抑制性免疫微环境，同时激活巨噬细胞和 T 细胞介导的抗肿瘤固有免疫和适应性免疫，显著抑制肿瘤生长，延长小鼠生存期。

该研究按照作者提出的设想，通过前期预实验大量摸索展开，从优化合成条件、优化产率，得到能够高效携带 MT-CIRPSR/Cas9 质粒并进行胞内基因编辑的最优体系，到细胞实验上的溶酶体逃逸、转染、双免疫检查点敲除效率的验证，最终将其应用于细胞和动物体内实验，并进行抗肿瘤作用和机制的研究。数据处理上，利用 Graphpad、SPSS、Origine、Image J 等软件进行统计分析。通过 PS 软件对主要背景图进行绘制，对其他实验数据的图片进行排列组合，做到清晰且排列整齐。实验分组需要合理，重复实验次数也需要合理设计，使得数据处理能够达到高水平的统计学要求。

该研究发现，这种新型的多免疫检查点胞内阻断方式，能够同时激活巨噬细胞和 T 细胞介导的抗肿瘤固有免疫和适应性免疫，显著抑制肿瘤生长。该研究提出了一种全新、便捷、通用的多靶点免疫治疗策略和基因编辑技术应用平台，无需漫长的药物研发过程和高昂的研发成本，有利于多靶点免疫治疗在临床上的进一步推广。

该研究开展过程中存在诸多挑战：首先，氟化修饰的 PEI 10K（PF）材料的合成鲜有报道，没有参考；其次，对如何改造优化 CRISPR/Cas9 系统使其能够同时靶向两个免疫检查点，以确定体内的药物剂量，也进行了大量尝试；最后，整个实验的摸索过程中还要克服面对未知的心理挑战。总之，最终能够成功解决上述困难，离不开反复的实验摸索，坚持对实验条件的不断优化，一步步确认并排除错误原因。

**专家
点评**

    钱志勇教授：免疫治疗是一种通过动员自身免疫系统杀死肿瘤细胞，从而达到治疗目的的新型治疗方式。近年来，一系列基于免疫治疗的免疫检查点抑制剂问世，为肿瘤治疗带来了希望。由于肿瘤具有异质性，在一些患者中单靶点免疫治疗的响应率较低且治疗效果不尽如人意。而多靶点免疫治疗仍面临毒副作用大、成本较

专家点评

高、作用不持久等局限性。巩长旸研究员团队发表的这篇论文立意新颖，选择胞内这一全新视角，利用多级敏感纳米 CRISPR/Cas9 递送系统进行肿瘤细胞内多免疫检查点的彻底阻断，实现体内适应性免疫和固有免疫抗肿瘤效应的双重激活，最终达到肿瘤高效多靶点免疫治疗的目的。该研究设计完善，层层推进，从体外实验到体内治疗和免疫微环境分析等，有大量数据对作者设计的体系进行表征，并深入探究了胞内阻断免疫检查点的抗肿瘤效果和机制。该研究为肿瘤的多靶点治疗提供了全新的系统设计思路，具有较高的转化医学价值，期待后续在临床应用中的研究和推进。

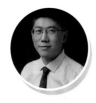
钱志勇，教授，四川大学华西医院生物治疗全国重点实验室纳米生物材料与药物靶向传递研究室主任。主要研究方向：自组装靶向纳米药物递送系统。

作者心得

投稿首选期刊是 *Advanced Materials*，其主编认为本研究方向与 *Advanced Functional Materials* 更为契合，建议转投。*Advanced Functional Materials* 是材料学领域的知名期刊，非常重视材料功能的创新性和学科交叉。投稿平台是 Wiley 出版社官方网站。一审时间约为 1 个月，审稿专家要求小修，主要包括文字格式、图片排版

作者心得

和标注等问题。根据审稿专家提出的意见，我们认真对文章进行修改。该期刊在发表上有很高的标准，需要反复检查避免在细节上出现不必要的错误。本论文 2020 年 6 月 10 号投稿，2020 年 7 月 13 号被接收，历时 33 天，而该期刊的平均审稿周期是 3 个月。由此可见主编对我们研究的认可。

本研究从肿瘤免疫治疗的重点难点问题出发，通过基础医学、免疫学、材料学、分子生物学等多学科交叉，提出了针对肿瘤多靶点免疫治疗的新方案。因此我们转投到该期刊，一审收到较为肯定的意见，认真返修后顺利被接收。本研究仍有一定的局限性，没有继续在复发或转移瘤模型上进一步研究，我们目前正在探索。文章的发表使我们深切体会到，创新是发表高水平论文的前提，合理的设计是关键。

出版后，该论文被中国科技日报、四川日报社、四川新闻网等官方媒体整版报道，引起社会广泛关注。

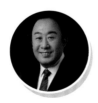

通信作者

巩长旸，教授，博士研究生导师，四川大学华西医院生物治疗全国重点实验室。主要研究方向：针对肿瘤治疗的新型自组装基因、疫苗和药物递送系统。

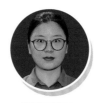

第一作者

王宁，助理研究员，合作导师为巩长旸研究员，四川大学华西医院。主要研究方向：新型基因、药物递送系统。

团队简介

巩长旸研究员团队是一个积极进取、勇于创新的科研团队，主要包括博士研究生导师、硕士研究生导师、博士后、技术员、硕博研究生和本科生等，是一个多学科交叉融合的团队，成员拥有药学、材料学、细胞生物学、分子生物学及临床医学等不同学科背景。团队长期专注于"新型自组装基因、疫苗和药物递送系统"研究领域。近年来，团队承担国家自然科学基金优秀青年基金、面上项目、青年基金，科技部863重点、"重大新药创制"重大专项，四川省科技支撑计划等多项国家级及省部级基金项目。申报中国发明专利14项，其中9项已授权。现已发表SCI学术论文120余篇，论文被引用5600余次，h-index为43。

参考文献

Wang N, Liu C, Lu Z, et al. Multistage Sensitive NanoCRISPR Enable Efficient Intracellular Disruption of Immune Checkpoints for Robust Innate and Adaptive Immune Coactivation [J]. Advanced Functional Materials, 2020, 30 (45): 2004940.

Rheb/PDH 信号轴促进神经元能量产生

——神经活性调控线粒体能量代谢

　　四川大学华西医院生物治疗全国重点实验室杨万纯博士、庞德江博士后于 2021 年 3 月在 *Developmental Cell*（2020 年影响因子 12.270，在 JCR 学科类别"发育生物学" 41 种期刊中排名第 2 位）发表文章 *Rheb Mediates Neuronal-activity-induced Mitochondrial Energetics Through Mtorc1-independent PDH Activation*。

线粒体是真核细胞的重要细胞器，通过氧化磷酸化（Oxidative phosphorylations，OXPHOs）产生能量，调控细胞代谢稳态、增殖／分化及死亡。线粒体能量代谢紊乱会引起神经元结构（如突触形成和维持）和功能（如神经冲动传导）异常，导致神经元死亡。因此，线粒体能量代谢紊乱与大脑衰老、神经肿瘤及退行性病变等重大疾病有着重要关联。神经元发挥正常功能即神经冲动传导、递质释放等，需要消耗大量能量，故其线粒体能量代谢高度活跃。目前尚不清楚神经元能量代谢的调控机制，尤其是神经活性与线粒体 OXPHOs 如何协同调控。

Rheb 是神经元中高表达的一种小 GTP 酶（Small GTPase）。课题组在前期工作中发现 Rheb 是激活 mTORC1 通路的关键因子，且对大脑髓鞘发育具有重要作用（*Developmental Cell*，2011）。在本研究中，课题组利用多种 Rheb 条件性基因敲除／转基因小鼠进行研究，结果发现 Rheb 能通过不依赖于 mTORC1 的方式调节线粒体功能。Rheb 进入线粒体后，调节 PDH 复合物活性和乙酰辅酶 A（Acetyl coenzyme A，Acetyl-CoA）生成，促进线粒体能量代谢。敲除 Rheb 会破坏神经活性引起的 PDH 活化和线粒体能量代谢。在机制上，Rheb 与 PDH 的磷酸酶 PDP 相互作用，促进 PDP 与 PDH 复合物稳定，同时增强 PDP 磷酸酶活性。结合课题组的另一项重要发现，即 Rheb 通过 mTORC1 通路调节线粒体形态（Mitochondrial architecture）（*FEBS Letters*，2021）。这一系列的研究结果表明 Rheb 是调节线粒体结构和功能的关键分子（图 1）。总之，该团队的研究揭示了线粒体能量代谢调控的新机制，为治疗多种线粒体相关疾病提供了新思路。

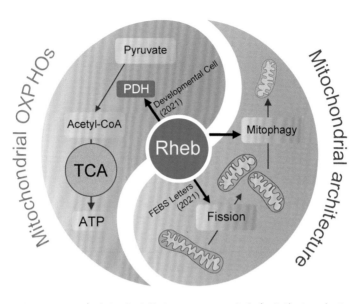

图 1　Rheb 在线粒体结构和 OXPHOs 功能中的作用示意图

专家点评

蒋扬富教授：线粒体在细胞能量代谢中发挥重要作用。在该研究中，研究团队揭示了一种调控真核细胞线粒体能量代谢的新机制，即 Rheb 通过不依赖于 mTORC1 的方式调节线粒体 PDH 复活物活性和 acetyl-CoA 生成，为 OXPHOs 提供原料。Rheb 的上述代谢调控功能在多种类型细胞中普遍存在。另外，该研究也提示了细胞能量需求、线粒体能量产生与利用之间的精妙协同关系，即 Rheb 可响应细胞的能量需求，通过 PDH 促进能量产生，亦可通过 mTORC1 促进能量利用。因此，Rheb 兼具上述多重功能，从而维持细胞高效率能量产生和利用。在研究过程中，课题组利用多种条件性基因小鼠模型和细胞模型，通过大量生化检测、蛋白相互作用检测和功能学实验，层层递进，环环相扣，严密确证了实验结论。这一发现将

专家点评

对细胞代谢、线粒体功能以及 mTOR 通路等多个领域的研究产生重要影响。

蒋扬富，教授，博士研究生导师，四川大学华西医院癌基因研究室。主要研究方向：IGF1R、mTOR 等蛋白激酶及其他癌基因的功能与调控机制、肿瘤细胞应激反应等肿瘤细胞与分子生物学。

作者心得

本研究聚焦细胞代谢和信号通路领域的基础科学问题，虽然切入点是"明星通路"mTOR 信号通路，但在研究过程中，我们独辟蹊径，成功揭示了 mTOR 上游信号激活关键分子 Rheb 在连接细胞代谢和信号通路两大领域中新功能。在研究模型方面，我们广泛采用了多种基因敲除和转基因小鼠进行研究；而在研究方法上，我们深入运用传统的生化研究方法，以揭示这一新功能的机制。整个研究充实而丰富，为我们对细胞生物学的基础科学问题的认识提供了新的思路。

我们的研究成果有幸发表在 *Developmental Cell* 上。*Developmental Cell* 作为 *Cell* 子刊，具有极高的学术声誉。在投稿过程中，考虑到该期刊对方法学部分要求详细，我们严格按照期刊要求进行准备。在外审后，三位审稿专家高度肯定了本研究的创新性和重要性，并提出了一些专业建议。在返修过程中，我们通过深入修改并提供详

作者心得

细的解释和数据支持，使论文更具严谨性和可信度，最终顺利发表。在论文发表后，*Developmental Cell* 积极推荐了我们的研究成果，并邀请相关领域专家在同期撰写了评论文章进行介绍。

细胞代谢领域国际著名学者——加拿大麦吉尔大学的 Lawrence Kazak 教授应邀在 *Developmental Cell* 同期撰写了评述文章，指出："杨万纯等研究人员鉴定了一个新的控制细胞能量代谢的调控节点，阐释了细胞能量产生和需求间平衡的分子机制。这一发现有助于深入了解线粒体疾病、肝脏病理学以及神经退行性疾病等人类重大疾病的分子机制。

第一作者

杨万纯，博士研究生，四川大学华西医院神经外科研究室。主要研究方向：线粒体代谢在神经细胞、神经肿瘤中的作用及调控机制。

参考文献

Yang W，Pang D，Chen M，et al. Rheb Mediates Neuronal-activity-Induced Mitochondrial Energetics through mTORC1-independent PDH Activation ［J］. Developmental Cell，2021，56（6）：811-825.